Stickstoff aus Dünger findet sich insbes. in Kartoffeln od. Salaten konzentriert

Norm < 10 mcg / m³ Luft

Folgen Bronchien, Haut, Colitis, u. a. Ent- Morbus C., Bauchspei= zündungs= cheldrüse bereitschaft

Eiweiß und Fett gehen notwendig immer über andere Wege in den Citrat Zyklu-

Hinweis

Magensäure not= wendig, damit B 12 aufgenommen w=er= den kann; Protonen= pumpen-hemmer= verhindern B 12 - Aufnahme, ebenso wie Cholesterinsenker

Neben Eiweiß-u. En= zymhemmungen, Fettsynthesestörung, Entzündungsbereitschaft fördert erhöhter NO: Diabetes mellitus, Muskelschwäche, Apnoe Syndrom, Lipidämie, Fructose-, Laktose-Unverträglichkeit, Glutenverwertungsstörungen, Aconitase (Enzymhemmung innerh. Citrat Zyklus), 7-Alpha-Hydroxylase (Umwandlungsstörung Cholesterin in Gallensäure), Superoxid-Dismutasen (Zink-, Kupfer-, Mangan-abhängig / z. B. Manganhemmung führt zu Gelenk- od. Bandscheibenbeschwerden / Kupferhemmung führt zu Bindegewebsschwäche)

Stickstoffmonoxid
- NO -
Die Stickstoffe im Körper

Um festzustellen, ob zuviel Stick= stoff im Körper ist, kann man einer Test auf Citrullin im Urin machen

NO atmen wir nor= malerweise nicht aus

- hemmt die Zuckerverbrennung. - Folgen: u. a. Entzündungsbereitschaft - Energiemangel der Zelle Müdigkeit / Erschöpfung, Immunschwäche - stellt Adern weit (Blutdr <100 - Gehirnzellenaktivität (Reden u. Gehen gleich= zeitig]

Kohlenhydrate-Stärke, Zucker wird umgewandelt Pyruvat [oder Laktat]

Vitamin B 1 wird von Zuckerkranken über Urin ausgeschieden)

B 5

B 2

B 3

biologischer Wasserstoff reagiert mit dem Q 10 Sauerstoff in der Zelle

B 12 kale, die wiederum verbrauchen Vitamine u. mehrfach unges. Fettsäuren; Q 10 u. B 2 spielen umso mehr eine besondere Rolle

Zitronensäurezyklus

Karnitin

Pyruvatsäu führt dazu, Mg dass Kohlenhydrate in Körperfett umgewandelt werden

Bei der Energiereaktion entstehen durch Blockaden dieser Atmungskette Freie Radi=

energiereiche Substanz

ATP 36 ATP / Molekül

AnaerobeGlykolyse; wenn Zellen auf "Notstromfunktion" umstellen Sie gären - 2 ATP / Molekül

Erste Hilfe Maßnahmen: körperliche Bewegung, Vitamin B 12, kohlenhy= dratarm essen (Brot, Nudeln, Pizza) eiweiß- u. fettreich essen

I. d. Regel

Der Corona – Impfstoff ist da...durch Studien belegt...nebenwirkungsfrei

Gegen alle Virusmutanten kann man einen Impfschutz auch für Kinder aufbauen. Ein Misserfolg der Impfkampagne per Spritze ist abzusehen. Mikronährstoff-Synergien wirken dem Long Covid Syndrom entgegen.

Es gibt zwei Forschungsergebnisse, die belegen, dass es einen Durchbruch im Kampf gegen die SARS - CoV 2 - Pandemie gibt. Mit einer Wirksamkeit von über 90 Prozent wird man diese Art von Coronaviren und seine Mutanten bekämpfen können. Alle Coronaviren haben eine Rezeptor - Bindungs - Domäne, mit denen sie an den Rezeptoren, wie "angiotensin - converting - enzyme 2" (ACE 2), "glucose - regulation - protein" (GRP 78) oder "dipeptidyl - peptidase 4", andocken; diese gelten als Einfallstore der Coronaviren in die Zelle. Zusätzlich sind aber noch Eiweiße notwendig, wie das Furin, die die Virushülle öffnen. Im Gegensatz zu den früheren Viren erfolgt diese Öffnung u. a. durch dieses Eiweiß, da es in fast allen Geweben vorhanden ist. Zell - Vital - Stoffe / Mikronährstoffe (manchmal lediglich als Antioxidantien oder Radikalenfänger bezeichnet) haben epigenetische Eigenschaften. Schon zahlreiche Untersuchungen in der Vergangenheit haben gezeigt, dass die Vervielfältigung von Coronaviren durch Polyphenole wie beispielsweise Curcumin oder EGCG gehemmt werden kann, indem die Bindung des SARS - CoV 2 - Virus an ACE 2 und GRP 78 inhibiert wird. In jeweils zwei Studien wurde nachgewiesen, dass mit einer Kombination von spezifischen diversen Mikronährstoffen diese Art von Viren keine ausreichende Andockmöglichkeiten entsprechender Körperzellen vorfinden, die es für seine Vermehrung angreift. Es hat sich gezeigt, dass eine spezielle Mikronährstoffkonzentration die Interaktion zwischen der Bindungsstelle des Coronavirus -"Spike"- Proteins und seiner speziellen Eintrittspforte in menschlichen Zellen, dem sogenannten ACE 2 - Rezeptor, blockieren kann. Wenn das Virus die ACE 2 – Rezeptoren beeinträchtigt und diese Rezeptoren u. a. im Gehirn, im Herzen, in der Lunge, im Magen-Darm-Trakt, in den Nieren und weiteren Geweben angegangen oder besetzt hat, können sich vielfältige Krankheitsbilder zeigen, die als „Long Covid" oder chronisches Covid - Syndrom bezeichnet werden. Diese Ereignisse können sich ja bekannterweise auch nach zunächst leichten Verläufen nach einer Virusinfektion einige Wochen oder Monate später mit vielfältigen Krankheitsbildern zeigen. Mit Mikronährstoffen können die Anzahl der Rezeptoren auf menschlichen Zellen, die für das Coronavirus für eine Infektion notwendig sind, signifikant gesenkt werden. Da dies bislang keine Öffentlichkeit fand, soll mit dieser Veröffentlichung die zusammengefassten Informationen zur Verfügung gestellt werden. Es wird auf die Bedeutung und Auswirkung von Mikronährstoffen eingegangen. Daraus ergeben sich zusätzliche Möglichkeiten, die zu einer Eindämmung der Pandemie beitragen. Und schließlich werden grundlegende Betrachtungen zur Funktionsfähigkeit der Körperzellen beschrieben, die ja ihre Energie aus der Nahrung gewinnen, um ihre speziellen Aufgaben zu erfüllen und um sich selbst zu erhalten. Nebenbei können diese Gesundheitstipps auch Platz greifen für die unzähligen Diäten, die es gibt. Insofern sind auch Informationen zur Blutgruppenernährung einbezogen.

© **2021 Ulrich Karpiak**   *Anschrift: Leibuschstr. 68, 42389 Wuppertal, Fon: +492022950324*

Wuppertal *im August 2021*

Herstellung und Verlag: BoD – Books on Demand, Norderstedt

ISBN: 978-3-7543-3530-7

Einleitung und Zielsetzung

Als Teil meiner Motivation für diese Buchveröffentlichung möchte ich in diesem Vorwort zwei Bereiche ansprechen: die Situation der Kinder und die Ökonomie mit der gesellschaftliche Wechselwirkung zur Politik

Zur Situation der Kinder

Läuft auf der Nährstoffebene hinsichtlich der Mikronährstoffe etwas falsch? In Deutschland sind 30 % der Kinder mit Blick auf ein sich nicht ordnungsgemäß einstellenden Zahnaufbau betroffen. Zumindest gibt es so eine Studie der Zahnärzte. Sie leiden an einer Vielzahl anderer Symptomfelder. Diabetes und Fettleber sind nicht selten. Kinder haben Kopfschmerzen und Migräneanfälle. Vermehrt haben viele auch Asthma und Allergien. Fettleibigkeit nimmt zu. Oft besteht Förderbedarf. Es werden muskuläre Beeinträchtigungen festgestellt. Oder visuelle Beeinträchtigungen der Augen. Das Hörvermögen muss öfter untersucht werden. Sprechen wir mit Fachleuten, ob wir Grundlagen nicht einhalten, die zu solchen Kinderkrankheiten führen. Wir kriegen die Ansage, dass der Körper sich alles aus der Nahrung holt. Der wachsende Organismus bekäme bei einem einigermaßen variablen Nährstoffangebot alles, was er braucht. Entsteht ein Krankheitsbild, ist das eine unerklärliche Fehlentwicklung, meist genetisch bedingt; oder es kommt halt schicksalshaft auf uns nieder. In letzter Zeit wird im Ärzteblatt und anderswo, wo diese „halbstaatlichen Organe" Einfluss haben, verbreitet, Vitamin D sei schädlich, sogar gefährlich, sowieso bei Corona nutzlos; und man warnt vor Überdosierungen mit ungeahnten Folgen, wie wir es gewohnt sind, um professionell alle entgegenstehenden Studien als nicht wissenschaftlich zulässig zu ignorieren und „total knorrige, alte Studien" als die heilsbringenden zu präsentieren, um der Industrie den hiesigen Weg zu einem Megageschäft weiterhin zu ebnen. Die nachfolgenden Erörterungen zu Mikronährstoffen / Zell – Vital – Stoffen oder zu den beschriebenen natürlichen Impfstoffen würden unausweichlich den sogenannten Volkskrankheiten entgegenwirken; und dadurch werden Einnahmen ausfallen, die reichlich fließen, solange man die zukünftigen Patienten fehlinformiert. Die Deutsche Gesellschaft für Ernährung hat Tabellen erstellt, wo man dann nachschlagen kann, dass zum Beispiel ein Kind 0,6 mg Vitamin A in der Altersgruppe 1 – 4 braucht. Und schließlich werden auch die Symptombilder aufgezeigt, welche Mangelerscheinungen sich einstellen, wenn man zu wenig von einem Nährstoff bekommt. Nun vergleiche man die letztgenannten Symptombilder mit dem Ist – Zustand unserer Kinder. Und man kann nur zu dem Schluss kommen, dass es diese dort genannten Erkrankungen sind, die nicht nur die Kinder, sondern auch die Erwachsenen haben, die mit Nährstoffmangel einhergehen. Wenn wir also Zahnschmelzstörungen bei Kindern sehen, fehlen Bausteine, wie Kalzium, Magnesium oder Phosphat. Um es kurz zu machen: wir haben ein massives Defizitproblem auf der Versorgungsseite von Nährstoffen. Es ist im Kindesalter mit schädigenden Ereignissen verbunden. Und was ist in der Nahrung, was dazu noch als Belastung kommt? Mehrere toxikologische Ebenen kommen dazu. Gesetzgeberisch mögen Pestizide erlaubt sein, die mit über 700 Wirkstoffen eine Zulassung bekamen; mit völlig unklaren wissenschaftlichen Erklärungen, welche langfristige Wirkungen wir hier bekommen. Diese Grundnahrungsmittel werden mit dem, was an ihnen dran und drin ist, ja noch weiter verarbeitet. Damit sie nicht verfallen oder durch Bakterien Schaden nehmen, damit sie gut riechen und gut aussehen. Dafür, und damit sie maschinell gut verarbeitet werden können, steht eine ausgiebige Zusatzpalette -meistens nicht deklariert und gerne als naturidentisch benannt- bereit. Und der Rohstoff selbst darf in Europa mit über 340 Zusätzen verarbeitet werden, von denen alleine etwa 80 Warnhinweise dahingehend haben, dass sie Allergien auslösen können, oder die bei frühkindlichen Menschen zu Verhaltensauffälligkeiten führen könnten.

Vorgriff auf das Thema Vitamin D

„Die zusätzliche Einnahme von Vitamin D reduziert wirksamer das Risiko von Grippeinfektionen als Impfstoffe oder antivirale Medikamente" heißt es in einer Studie von Wissenschaftlern der medizinischen Fakultät der Jikei-Universität in Tokio, die im *American Journal of Clinical Nutrition* veröffentlicht wurde.

Eine Pandemie sollte uns zur Vorsorge bewegen. Hier wäre eine Versorgung mit Vitamin D bei den Kindern anzuraten. Gerade in den Kindergärten sind Atemwegsinfekte an der Tagesordnung. Und in Corona-Zeiten wären diese Randkonditionen von Bedeutung, da Vitamin D das angeborene und das erworbene Immunsystem moduliert und anregt, dass körpereigene Antibiotika (AMP), sowohl gegen Bakterien (z. B. Tbc), als auch gegen Viren (Influenza) produziert werden. Auch allergisch reagierende Kinder könnten profitieren. In der Studie hatten die Asthmatiker unter den Kindern deutlich weniger Asthmaanfälle.

Ökonomie und die gesellschaftlich politische Wechselwirkung zu Verbänden und zur Politik

Großkonzerne haben ein Management mit einer Zielrichtung auf ökonomische Ausrichtung unter Erfassung aller Produktions- und Lebensbereiche. Entwickeln also auch zielgerichtete Strategien, die mit der höchstmöglichen Gewinnorientierung einhergehen, wobei der Mensch auf der Strecke bleibt, da auch diese Spezies produktiv sein muss. Und als Konsument wird er umworben. Da spielt dieser wirtschaftliche Druck eine Rolle, was dazu führt, dass eben nicht gesunde Lebensmittel hergestellt werden, oder dass z. B. zweifelhafte pharmazeutische Produkte, die patentiert werden, gute Gewinnmargen erzielen. Ich denke da auch an Impfstoffe. Diese Dynamiken entstehen und da muss man Niemandem einen Vorwurf machen, der seinen Betrieb gewinnorientiert führt oder Menschen einstellt, die dafür sorgen. Die Vernetzung der Wirtschaftsräume treiben diese Dynamik noch an. Mit Blick auf die Unternehmensrenditen trägt auch der Kapitalmarkt mit seinem „aufgeblähten Eigenleben" und den Auswüchsen im Bankgewerbe eine Rolle. Die Frage ist, wo fließt Geld; wo bewirkt der Geldfluss, dass Informationen unterdrückt werden? Der Mensch braucht Nährstoffe, keine Giftstoffe; er braucht Bewegung, soziale Kontakte und alle die begleitenden Faktoren, die die Familien in dieser Gesellschaft erhalten. Mit Blick auf die gesundheitlichen Fehlentwicklungen wirkt sich der Geldfluss offensichtlich als eine Art Gebrauchsanleitung zur Informationsunterdrückung aus, wenn man folgendes hört: vielleicht sind es irgendwelche Viren, die die Volksgesundheit bedrohen; und wegen der Herzerkrankungen ist man selbst Schuld, wegen des hohen Cholesterins, oder weil man den Stress nicht bewältigt. Und überhaupt sind es die Gene und sowieso das Alter. Wohin fließt Geld? Von der Wirtschaft z. B. in die Forschung. Und in welche Wissenschaftsbereiche dort? Welche Rolle spielt dabei die Politik des Staates? Wer kontrolliert wen? Wie ist unser Gesundheitssystem aufgestellt? Welche Studien werden finanziell gefördert? Wie äußern sich die Ärztekammern, die halbstaatlichen Institute und Gebietskörperschaften und div. Gesellschaften und Verbände? Man kann sich des Eindrucks nicht erwehren, dass dort, wo Geld hinkommt, auch bestimmte Informationen unterdrückt werden, denn zur jeder o. g. Fragestellung könnte man Feststellungen anmerken, die wegen der Abhängigkeit vom Geldfluss den Bedarf an Öffentlichkeitsarbeit mit der entsprechenden Neutralität nicht gerecht werden oder die gezielte Meinungsbildung mag Eigeninteressen verfolgen und entgegenstehende Interessen in Frage stellen. Und es spielt das alte Lied eine Rolle, „wessen Brot ich esse, dessen Lied ich singe". Wir müssen uns nicht wundern, dass Derjenige, der forschen soll, irgendwie sehen muss, dass er „Drittmittel" bekommt. Und die Industrie sagt der Forschung nicht, dass es Grundlagen erforschen soll, wenn sie Geld dafür bereitstellt. Es werden Meinungen an die Ärzte dahingehend gesteuert, welche Medikamente man anwenden sollte. Die Ausstattung der Praxen lässt uns einsehen, dass es um Betriebsoptimierung geht. Und die Gesellschaft für Ernährung trägt mit ihren Fehlinformationen nicht dazu bei, die Volksgesundheit zu fördern. Unsere Politiker befinden sich in dem Dilemma mit der Fragestellung, ob sie mit den Experten, die sie zu ihrer Meinungsbildung benötigen, auch richtig beraten sind. Zu Recht ist im Grundgesetz mit dem ersten und übergreifenden Artikel unserer Verfassung die Würde des Menschen als „überpositives Verfassungsdogma" ein Grundrecht beschrieben, woraus ein Handlungs- und Unterlassungsanspruch resultiert (Würde „achten" und „schützen"). In diesem Sinne möge das Sprichwort „Geld regiert die Welt" aus diesem Zeitrahmen verbannt werden. Profite auf Kosten der körperlichen Unversehrtheit sollten der Vergangenheit angehören. Die Möglichkeiten der freien Informationsverbreitung und Meinungsbildung waren immer vorhanden. Kommerzielle Meinungsmache gibt es nun mal und die Sicht auf die Aktienkurse ist ein starker Motor, Die „Meinungsmacher" können mitunter Lobby-, Kartells- bzw. Monopolsinteressen, insbesondere im Gesundheitsbereich, politisch durchsetzen. In einer Gemeinschaft muss doch erst die organisierte Hilfe intakt und ausgestattet sein -ich bezeichne darunter nicht nur die Erste Hilfe, sondern alles, was grundlegend z u e r s t funktionieren muss-. Stattdessen werden Kürzungen in diesen Bereichen vorgenommen. Und dem einzelnen Bürger werden zusätzliche Opfer abverlangt. Erst, wenn Politiker nicht vertreten sind in Aufsichtsräten und Vorständen, mögen sie auch nicht mit Interessenkonflikten von Amt und Mandat kollidieren. Es bleibt natürlich eine Wunschvorstellung, dass sich eine neue Art der Politik entwickelt. Wo auf einmal Pharma-, Medien- und Wirtschaftsverknüpfungen keine Rolle.mehr spielen, wo Monopole aufbrechen und mit neuen Strukturen für Gesundheit / Rente / Soziales sich grundlegend Neues entfaltet. Bekommt man dadurch gerechte Reformen, wenn sich Jedermann von solchen Menschen distanziert, die keine wirklichen „Staatsdiener" sind, weil sie nebenbei andere Interessen vertreten? Die meisten Politiker sehen die Beschäftigung „unter einem zweiten Arbeitgeber" als moralisch bedenkenlose Verquickung mit der ausgeübten Volkesmacht im Einklang. Durch alle Parteien wird nebenbei gejobt. Personen, die aus großen Parteigebilden hervorgehen, verstrickt mit Verbandsinteressen, werden selbst die Veränderungen nicht herbeiführen. Der Trend ist klar. Die Wähler meinen, dass die Volksparteien nicht mehr die KLEINEN Nöte der "Normalbürger" im Visier haben. Wie wir alle wissen, helfen Vitamine gegen Freie Radikale. Es richten radikale Alternativen, die sich bei zunehmender Wortlosigkeit, Verzweiflung oder Lethargie besonders hervortun, eher bleibenden Schaden an -zu sehen in lokalen Wahlergebnissen. Mögen die demokratischen Parteien im Sinne der Väter der Verfassung wieder näher an das Grundgesetz rücken.

Der Ruf zur Zwangsimpfung

Es gibt die nebenwirkungsfreie „Impfung" durch Einnahme kombinierter Mikronährstoffe und die jetzt betriebene bevorzugte Impfmethode mit der Nadel. Ich bin kein Impfgegner. Es geht um Fakten und Realitäten in der Entwicklung von Impfstoffen. Es gibt den mRNA-Impfstoff, der z. Z. eingesetzt wird (u. mittlerweile auch ein Vektor-basierter Impfstoff, z. B. der von AstraZeneca od. der Sputnik-Impfstoff, auf die ich hier erst mal nicht weiter eingehe). Mittels Spritze wird eine Bauanleitung eingebracht, die der Körper liest. Er baut danach ein Eiweiß, dass eine Entsprechung der Virusoberfläche darstellt. Dieses wird als Fremdeiweiß (antigen -also nicht dem eigenen System zugehörig) erkannt und mit Maßnahmen bekämpft (eine wäre die Bildung von Antikörpern). Es findet keine Interaktion mit dem Genom des Menschen statt beim mRNA-basierten Impfstoff (etwas anders beim Vektor-basierten Impfstoff, den man ja auch noch einsetzt). Wie ist der normale Weg zur Entwicklung mittels standardisierter Testverfahren hinsichtlich Wirksamkeit und Sicherheit? Phase-1-Studien mit groben Versuchen an Tieren; Phase 2, wo es um Wirksamkeit und potentielle Risiken geht; und bei Phase 3 kommen freiwillige Probanden ins Spiel, wo auch ein weites Spektrum an Sicherheit angewendet und getestet wird. Mehrere Jahre ziehen dann normalerweise ins Land. Da der mRNA-Impfstoff eine neuartige Impfweise ist, mit der man sich nur theoretisch vorher beschäftigt hatte, stellt dies ein Novum zum Impfen dar. Es wurden die Studienzeiten verkürzt und die Phasen wurden (ziemlich) gleichzeitig nebeneinander durchführt. Ich will hier nicht auf den Schweinegrippen-Impfstoff mit Notfallzulassung und den bekannten Auswirkungen in Skandinavien eingehen. Ich kritisiere hier den frühen Aufruf zur Zwangsimpfung aus den nachfolgenden Gründen: Es fehlen nicht nur Daten, ob die Virusausbreitung durch mRNA-Impfung verändert wird. Die Reduktion schwerer Verläufe dürfte allerdings zu erwarten sein. Schaut man in die Studien, dann geht es dort darum, ob man zu einem hohen Prozentsatz vor einer Infektion geschützt ist. In keiner dieser Studien wurden Risikopatienten dahingehend getestet und sicherheitsrelevant beurteilt. ***Jeder kann diese Studien einsehen. Die Altersstruktur der gesunden Testpersonen mag so zwischen 25 und 50 Jahren gelegen*** haben. Zu den ersten Anwärtern will man nun Berufsgruppen zwangsweise arbeitsfähig halten, die für unser Gesundheitssystem relevant sind. Es stellt sich die Frage, ob alle arbeitsfähig bleiben nach einer Impfung; nur dann dürfte man anfangen, über eine Impfpflicht nachzudenken. ***In den Studien der Impfstoff-Hersteller ist etwas über eine Gefahr nachzulesen.*** Zwar gibt es tatsächlich nicht allzu schwere Nebenwirkungen. Sie sind nicht gefährlich heikel i. S. von ernstlich krank machend, können aber auf die Leistungsfähigkeit (für eine kurze Zeit) Auswirkungen haben. Fieber, Kopfschmerzen, Müdigkeit, Abgeschlagenheit etc., nichts extrem Schlimmes. ***Interessanter sind die Laborwerte: dort ist in 50 bis 60 Prozent eine teilweise über Wochen dauernde dramatische Reduktion der weißen Blutkörperchen (Neutropenie)*** eingetreten. Wodurch man natürlich anfälliger wird für Infektionen (könnte ja im Umgang mit Patienten passieren). Definierte Daten, die bei gesunden Menschen erhoben wurden. Diese rein sachlich an Fakten gebundene Information findet keine Öffentlichkeit. Eine für Fachpersonal in Deutschland zugängliche monatliche Informationsschrift ist der „Arzneimittelbrief". Es wundert mich nicht, wenn die Leser dort Informationen studieren und sich bei ihnen die Impfbereitschaft nicht widerspiegelt, wie ein Halleluja nach dem Gebet. Ich wende mich nunmehr an alle, damit endlich mal die Öffentlichkeit informiert wird, dass die Pandemie zwar nicht mit einem Fingerschnipp beendet werden kann; jedoch wäre uns allen viel erspart geblieben, würde der natürliche Impfschutz angewendet und die Öffentlichkeit über diese Möglichkeit informiert.

Zurzeit haben wir aufgrund der Pandemie viele Fragen. Es gibt ja kein Arzneimittel, welches das Immunsystem im Kampf gegen Viren stärkt. Und daraus folgt mein langwährender Hinweis, dass eine weltweite Ausbreitung eine Folge ist, da fast alle Menschen der Erde unter einer chronischen Unterversorgung mit Mikronährstoffen leiden. Es sind Herz-Kreislauf-Erkrankungen, Bluthochdruck oder Diabetes, die anzeigen, dass auch in einer auf Konsum gerichteten Gesellschaft etwas falsch läuft. Die Bedeutung, die Vital-Nährstoffe haben, wird heruntergespielt. In Teilen der Welt ist selbst die Minimalversorgung nicht gegeben. Und bei uns bleibt ebenso die ältere Gesellschaft in den Altenheimen auf der Strecke, die man mit reichlich herkömmlicher Medizin zwar „abfertigt", dennoch mit Nährstoffen unterversorgt lässt.

Warum <u>**Nahrungsbestandteile an unseren Genen „herumschrauben"**</u> **und der Bezug auf das Corona – Problem**

Sind wir unseren Genen ausgeliefert? Früher dachte man, die Gene würden uns steuern. Aber nicht die Gene steuern eine Zelle, sondern die Zellen steuern die Gene. Die Gene sind die Bibliothek mit Gebrauchsanweisungen, die aus der Entwicklungsgeschichte zum lebendigen Organismus heraus alle zum Funktionieren notwendigen Informationen preisgeben können. Die Evolution hat hier alles aufgelistet, was jemals gemacht worden ist mit Gebrauchsanweisungen, was zum Lebenserhalt getan werden kann. Die Gebrauchsanweisung kann von sich aus nicht etwas veranlassen. Den Vorgang auslösend von der Zelle, die Gebrauchsanweisung zu lesen und zu befolgen, hat etwas mit dem Überbegriff „Epigenetik" zu tun. *Die Gebrauchsbestimmung anzuwenden, erfordert Mikronährstoffe*, wie z. B. Vitamin D. Es „schraubt" (bei entsprechend vorhandenem Spiegel) an etwa 2000 Genen „herum" –das sind 10 % unseres genetischen Materials! Die vielen Mikronährstoffe, die man überwiegend als Antioxidantien ansieht, „schrauben" ebenso an den Genen „herum". Das können Flavonoide sein. Z. B. hat das Epigallocatechingallat (EGCG) aus dem Grünen Tee epigenetische Eigenschaften. Im Internet lese ich in einer Abhandlung von Dr. Sigrid Schwarz: „....auch wenn in der aktuellen Situation kein Nachweis einer neuroprotektiven Wirkung erbracht werden könne, so gäbe es doch zahlreiche Argumente für den Einsatz der Polyphenole zur Prophylaxe und Minderung der Symptome bei und nach einer Infektion mit SARS-CoV2". An dieser Stelle möchte ich nur einen kurzen Hinweis auf das Thema Adaptogene geben, demnach wir vor allem von Pflanzen profitieren können, die wiederum in ihren Genen Gebrauchsanweisungen haben, die sie in die Lage versetzten (in über Millionen Jahren Evolution als Überlebensstrategie entwickelt) sich gegen feindliche Pilze oder Bakterien / Viren im Boden zu wehren, bzw. freundliche Vertreter dieser Art symbiotisch zu nutzen. Die Ernährung gab dem frühen Menschen die epigenetischen Werkzeuge. Die Natur bediente sich nach dem ökonomischen Grund-Prinzip „was da ist, wird genutzt". So wurde die Sonne genutzt, um Vitamin D herzustellen. Es geht darum, dass Mikronährstoffe die Gene in den Zellen steuern, damit das System fehlerlos perfekt funktioniert. Wir sind weit davon entfernt, alle Mechanismen in dieser Funktionsweise zu erklären oder zu verstehen. Die Ressourcen an diesen auch sogenannten Zell – Vital – Stoffen stehen heutzutage aber nicht mehr zur Verfügung oder werden zur Entgiftung verbraucht, die der Konsum „moderner" Nahrung mit sich bringt. Bestimmte Vitamine oder essentielle Eiweißkörper z. B. stehen einfach nicht mehr zur Verfügung. Und der Körper hat Vorratshaltung (wie auch die Industrie es nicht tut aus wirtschaftlichen Gründen) nicht vorgesehen; er wird nicht Nährstoffe vorsichtshalber als Lagerhaltung irgendwie deponieren oder die benötigten Vitamine selbst herstellen, sondern die ökonomisch bessere Lösung wählen nach dem Motto, es wird das gegessen, was doch schon da ist und was die Nährstoffe bereitstellt. Zwei Nährstoffe stelle ich in den Vordergrund: <u>Omega – 3 – Fettsäuren marinen Ursprungs gab es, Vitamin D war vorhanden; und genau diese Dinge sollten wir in Corona-Zeiten als Supplementierung heute zuführen</u>, um uns vor diesen viralen Angriffen zu schützen. Darüber hinaus haben die <u>Kombinationen div. Mikronährstoffen</u> (Forschungsgruppe um Dr. Rath) auch <u>über die Gene einen Einfluss</u> dahingehend, dass diese Art von Viren zu über 90 % keine ausreichende „Andockmöglichkeiten" entsprechender Körperzellen vorfinden, die es für seine Vermehrung angreift. Die Epigenetik beschreibt die Interaktion der gesamten Umwelt mit unserem Körper, so die sozialen Gegebenheiten und die modernen Errungenschaften, die toxische Eintragungen mit sich bringen. Es gilt für die Medien, die auf Marktwirtschaft beruhende Meinungsbildung, Supplementierungen zu verteufeln, in jedem Fall zu verteidigen. Dabei gibt es einen alten Grundsatz in der Biologie: die Struktur folgt der Funktion. Das heißt, es sind zuerst Funktionsänderungen festzustellen, die dann -irgendwann- zur Strukturveränderungen führen. Und wenn Ärzte die Diagnostik auf die Strukturveränderung fokussieren, dann ist man immer hintendran, möglicherweise sogar Jahre hintendran. Schaue ich aber nach sich ändernden Funktionsparametern (schon bevor es zu Ausfällen z. B. in den Organen gekommen ist), dann bekomme ich Informationen, die es mir erlauben, etwas zu einem Zeitpunkt zu tun, die eine Strukturveränderung korrigieren oder verhindern. In diesem Zusammenhang braucht es Mikronährstoffe, welche nebenbei auch hilfreicher, als die chemischen Keulen wirken.

Das RKI und Vitamin D

Falsche Empfehlungen durch veraltete Datenbasis.

Jedermann weiß, dass das Vitamin D durch Sonneneinstrahlung in der Haut gebildet wird. Das Robert Koch Institut vertrat die konservative Meinung, dass 20 Nanogramm pro Milliliter der angemessene Spiegel für Vitamin D sei. Diese aus historischen Gründen falsch übernommene Grenze ist inzwischen eindeutig widerlegt worden. Ich gehe mal nicht auf die Wirkung hinsichtlich der Bedeutung für das Immunsystem ein. Bleiben wir bei dem uralten Thema „Knochen" mit einem etwas grauseligem Beispiel:

Da gibt es an der Uni Hamburg eine Truppe in der Orthopädie, die eine Knochenbiopsie an Toten vorgenommen hat und mit einer entsprechenden Blutprobe die Knochenumbaurate im Verhältnis zum Vitamin – D – Spiegel beurteilte. Es kam raus, dass unterhalb eines Vitamin – D – Spiegels von 30 Nanogramm pro Milliliter (das RKI sprach von 20 als ausreichend) der Knochen nicht mehr richtig verknöchert; bedeutet: man bildet noch die Vorstufe von Knochen, aber es wird nicht verknöchert. Und das ist international publiziert worden.

Um es kurz zu machen, zitiere ich aus einer Liste „**Vitamin D assoziierter Phänomene"** -außerhalb des Knochenstoffwechsels (Vortrag Prof. Spitz): **~senkt den Blutdruck ~fördert das angeborene und erworbene Immunsystem ~produziert körpereigene Antibiotika (AMP) ~schützt die Nervenzellen (z. B. vor MS) ~bremst die Krebsentwicklung ~verhindert eine Metastasenbildung ~verbessert die Überlebensrate von KHK-Patienten ~reduziert das Risiko für Diabetes Typ I und Typ II ~schützt vor peripherer arterieller Verschlusserkrankung ~kräftigt die Muskulatur und verzögert die Pflegebedürftigkeit im Alter.** Vitamin D zeigt verschiedene immunmodulatorische, entzündungshemmende antioxidative und antifibrotische Wirkungen. **Es besteht ein inverser Zusammenhang zwischen Vitamin D und der Entwicklung mehrerer Autoimmunerkrankungen....**

Das Robert Koch Institut zeigte in einer Studie 2015 (Public Health), dass die erwachsenen Deutschen zu fast 88 % mit Vitamin D unterversorgt sind (Grenze wurde angenommen bei 30 Nanogramm oder 50 Nanomol)

Menschen mit einem hohen Vitamin – D – Spiegel sind im Vorteil, weil die überschießende Immunreaktion unterdrückt wird. Grippeviren können ähnlich wie SARS – CoV 2 zu einer Überreaktion des Immunsystems führen. So kann der sogenannte Zytokinsturm Entzündungen im Körper bewirken, z. B. in den Lungenschleimhäuten von Patienten mit einer SARS 2 – Infektion, so dass diese beatmet werden müssen.

Coronavirus – Mutationen bereiten Angst und Schrecken

Die Regierungen reagieren darauf. Die Behauptungen von Pharmaunternehmen und Politikern, der jetzt verabreichte Impfstoff würde auch gegen alle anderen Mutationen wirksam sein, ist aus wissenschaftlicher Sicht eine Zwecklüge -wer würde sich sonst noch impfen lassen? Am Dr. Rath Forschungsinstitut in Kalifornien wurde ein völlig neuer Ansatz zur Bekämpfung der Coronavirus-Pandemie entwickelt, der verspricht, gegen *alle* Coronavirus-Varianten und -Mutationen zu schützen -gegenwärtige und zukünftige. Angesichts eines rasant mutierenden Coronavirus wissen wir heute, dass dieser -auf die Oberflächenstruktur einer bestimmten Virus-Variante aus China fixierte- Therapieansatz in eine Sackgasse geführt hat. Es ist für jedermann nachvollziehbar, dass bei dieser Strategie mit jeder neuen Coronavirus-Mutation das Risiko besteht, dass immer neue Impfstoffe entwickelt werden müssen, um die Pandemie zu stoppen. Von Anfang an hat das Forscherteam am Dr. Rath Forschungsinstitut einen völlig anderen Ansatz gewählt, der darauf abzielt, die menschlichen Körperzellen gegen *sämtliche* Coronavirus-Varianten und -Mutationen zu schützen. Die einzigen Moleküle, die dazu in der Lage sind, sind bestimmte Vitamine und andere Mikronährstoffe, die in die zelluläre Software regulierend eingreifen. Die Einzelheiten dieses für die gesamte Weltbevölkerung entscheidenden Durchbruchs:

Mikronährstoff-Zusammensetzung unterdrückt Zell-„Einfallstor" für Coronavirus

Wissenschaftler des Dr. Rath Forschungsinstituts unter der Leitung von Dr. Aleksandra Niedzwiecki konnten erstmals zeigen, dass eine Kombination spezifischer Mikronährstoffe die Anzahl der Rezeptoren auf menschlichen Zellen, die für eine Infektion des Körpers mit dem Coronavirus notwendig sind, signifikant senken kann.

Diese Studie identifiziert Coronavirus-Pandemien als Mikronährstoffmangelkrankheiten, die direkt oder indirekt durch eine langfristige suboptimale Mikronährstoffzufuhr gefördert werden. In ihrer Rolle als Modulatoren der allgemeinen Immunabwehr und ihrer spezifischen Rolle bei der Reduzierung der Expression zellulärer „Eintrittspforten" für Coronaviren müssen diese natürlichen bioaktiven Verbindungen als Grundlage für eine erfolgreiche Kontrolle und Prävention von Coronavirus-Pandemien betrachtet werden. Diese Schlussfolgerung wird durch die verfügbare Beweislage über den vorteilhaften klinischen Einsatz von Vitamin C bei COVID-19 weiter untermauert. Berichte aus China und anderen Ländern haben hochdosiertes intravenöses Vitamin C, das Patienten mit fortgeschrittenen Stadien von COVID-19 verabreicht wurde, als eine wirksame und sichere Therapie identifiziert (Shanghai Medical Association 2020) , insbesondere um den „Zytokin-Sturm" abzuschwächen und den kritischen Oxygenierungsindex bei Patienten zu verbessern, d.h. wie viel Sauerstoff durch die (entzündeten) Lungenmembranen ins Blut gelangt. Der Vorteil mikronährstoffbasierter Gesundheitsstrategien wird im Vergleich zu konventionellen Optionen noch deutlicher. Mehrere Inhaltsstoffe der hier getesteten Mikronährstoffzusammensetzung, darunter Ascorbinsäure, Grüntee-Polyphenole (EGCG), N-Acetylcystein und Quercetin, sind starke Antioxidantien. Diese Eigenschaften könnten für die bemerkenswerte Wirksamkeit der getesteten Mikronährstoffkombination, über die hier berichtet wird, mitverantwortlich sein. Seitdem der Angiotensin-Converting-Enzyme 2 (ACE2)-Rezeptor als „Einfallstor" der Coronaviren zur Infektion des menschlichen Körpers identifiziert wurde, war es ein Ziel der weltweiten Forschung, dieses „Einfallstor" zu schließen. Eine Gruppe von Forschern machte sich auf die Suche nach einem Impfstoff, der im Körper der Patienten Antikörper bildet, die in der Lage sind, diese „Einfallstore" zu blockieren. Eine andere Gruppe von Forschern wählte einen direkteren Ansatz: Sie versuchten, Wege zu finden, um die Anzahl der „Einfallstore" ganz generell zu verringern, indem ihre Produktion auf der Ebene der DNS im Zellkern herunterreguliert wird. Nun könnte ein Forscherteam des Dr. Rath Forschungsinstituts dieses Rennen gewonnen haben. Sie konnten überzeugend nachweisen, dass eine definierte

Zusammensetzung von Mikronährstoffen, die sich aus bioaktiven natürlichen Molekülen zusammensetzt, in der Lage ist, die Anzahl der ACE2-Rezeptoren in jenen Zelltypen signifikant zu senken, die bevorzugt vom Coronavirus befallen werden: den Lungen-(Epithel-)Zellen und den Blutgefäß-(Endothel-)Zellen. Besonders bedeutsam ist die Tatsache, dass unter Stimulation mit entzündungsfördernden Signalmolekülen (Zytokinen) – eine Versuchsanordnung, die eine tatsächliche Infektion im Körper widerspiegelt – die Ausbildung (Expression) der ACE2-Rezeptoren um 81 % unterdrückt werden konnte, sodass weniger als 20 % dieser viralen „Einfallstore" zur Verfügung standen. Darüber hinaus sind Vitamine für eine optimale Funktion des Immunsystems unerlässlich, indem sie die Produktion von Abwehrzellen, deren Wanderung und auch deren Fähigkeit zur Abtötung von Krankheitserregern verbessern. All diese Fakten sind in jedem führenden Lehrbuch der Biologie und Biochemie dokumentiert. Ein solch breites Spektrum der biologischen Abwehr ist eine Voraussetzung für die Prävention zukünftiger Pandemien. Mit sofortiger Wirkung stehen damit den Menschen und Regierungen der Welt eine sichere und erschwingliche Strategie zur Verfügung, um die aktuelle Pandemie unter Kontrolle zu bringen und um dazu beizutragen, künftige Pandemien zu verhindern. Darüber hinaus kann sich dieser Ansatz durch den gezielten Anbau von vitaminreichem Obst und Gemüse als tragfähige Strategie erweisen, zukünftigen Pandemien auch im Weltmaßstab vorzubeugen, unter Einschluss von den Entwicklungsländern.

Das Forschungsinstitut Dr. Rath ist Teil einer gemeinnützigen Organisation. Es ist bereit, sein Wissen kostenlos an Regierungen und öffentliche Einrichtungen weltweit zu lizenzieren.

Link zur Studie:

www.dr-rath-education.org/de/wirksame-und-sichere-globale-gesundheitsstrategie-zur-bekaempfung-der covid-19-pandemie/

Kontakt:

Dr. Aleksandra Niedzwiecki

Dr. Rath Forschungsinstitut

Email: info@dr-rath-foundation.org

Forschungen zu wissenschaftlichen Alternativen zu Gen-basierten Impfstoffen

Mikronährstoffe blockieren die Bindungsstelle des Coronavirus an der „Eingangspforte" zu menschlichen Körperzellen

Anmerkung:

Die Versuchsformulierung in der 2. Studie, war mit 400 mg Quercetin, 400 mg Kreuzblütler (Cruciferae) – Extrakt, 300 mg Gelbwurzel (Curcuma) – Extrakt, 300 mg Grüntee – Extrakt (80 % Polyphenole) und 50 mg Resveratrol definiert.

San José, Kalifornien: Ein Wissenschaftlerteam des Dr. Rath Forschungsinstituts hat gezeigt, dass eine spezielle Mikronährstoffkonzentration die Interaktion zwischen der Bindungsstelle des Coronavirus-"Spike"-Proteins und seiner speziellen „Eintrittspforte" in menschlichen Zellen, dem sogenannten ACE2-Rezeptor, blockieren kann. Die Studie wurde im „Journal of Cellular Medicine and Natural Health" veröffentlicht. Die in dieser Studie erforschte Interaktion ist der erste Schritt einer Coronavirus-Infektion und entspricht genau demselben biologischen Mechanismus, auf den auch die derzeitige Impfstoff Forschung abzielt. „Unsere Untersuchungen zeigen, dass die Coronavirus-Infektion durch spezifische Mikronährstoff-Kombinationen wirksam und sicher eingedämmt werden könnte, die bereits jetzt für die Menschen weltweit verfügbar sind", sagt Dr. Aleksandra Niedzwiecki, Leiterin des Instituts. Dieser wissenschaftliche Durchbruch ist ein Schlüsselereignis im weltweiten Wettlauf um wirksame und sichere Lösungen gegen die aktuelle Pandemie. Er kommt zu einer Zeit, in der die Besorgnis über die Nebenwirkungen von genbasierten Impfstoffen zukommt, welche derzeit in Deutschland, Russland, China, den USA, England und anderen Ländern entwickelt werden. Diese „genetische Impfstoffe" bauen sich in die DNS menschlicher Zellen ein, sodass ihre Nebenwirkungen möglicherweise nicht sofort, sondern erst in einigen Jahren – oder womöglich erst in zukünftigen Generationen – sichtbar werden. Die Ergebnisse des Dr. Rath Forschungsinstitut zeigen, dass Mikronährstoffe durch ihre gleichzeitige Wirkung auf zwei Schlüsselschritte des Infektionswegs von Coronaviren in menschliche Zellen fast vollständig blockieren können: 1. Die vermeintliche Ausbildung (Expression) von Coronavirus-Rezeptoren auf der Oberfläche menschlicher Körperzellen. 2. Die Blockierung der Virus-Bindung an die (verbleibenden) Rezeptoren. Diese Multi-Target Strategie beinhaltet die positive Wechselwirkung (Synergie) mehrerer Mikronährstoffe, wodurch die gewünschte Wirkung mit relativ niedrigen Konzentrationen der Einzelstoffe erzielt wird, die beispielsweise in Form von Nahrungsergänzungsmitteln aufgenommen werden könnten. „Die Corona-Krise hat sich zu einem globalen Kampf zwischen dem Pharma Investmentgeschäft mit patentierten Impfstoffen oder Medikamenten einerseits – und andererseits der explosionsartigen Zunahme wissenschaftlicher Beweise für den gesundheitlichen Nutzen von Mikronährstoffen gegen Infektionskrankheiten entwickelt", sagt Dr. Rath. Schon heute gibt es – für jedermann zugänglich –

zehntausende wissenschaftliche Studien in medizinischen Online-Bibliotheken, die den gesundheitlichen Nutzen von Mikronährstoffen bei der Bekämpfung von Infektionen und der Stärkung des Immunsystems dokumentieren. Die neuen Studienergebnisse zur natürlichen Kontrolle des Infektionswegs von Coronaviren können nun Millionen Menschen – und verantwortungsvollen Regierungen – helfen, das Risiko von Pandemien durch gezielte Nahrungsergänzungen zu verringern. Das Dr. Rath Forschungsinstitut ist eine gemeinnützige medizinische Forschungseinrichtung, die von Patienten finanziert wird, welche von der Forschung dieses Instituts profitiert haben.

Link zur Studie:

https://www.dr-rath-education.org/demikronaehrstoffkombinationhemmt-zwei-schluessel-mechanismen-der-coronavirus-sars-cov-2-infektion-die-bindung-desvirus-an-den-ace2-rezeptor-und-seine-zellulaere-expression/

Kontakt: Jörg Wortmann

Email: info@dr.rath-foundation.org

Damit zur Vorbeugung etwas geschieht, hat also der „Vitamin - Doktor" R a t h Studien beigesteuert, wonach Vitamin C, Lysin, Arginin, und Prolin, Cystein, Quercetin, Selen, Kupfer, Mangan und Grüntee-Extrakt wirksam sind. Diese Dinge sind in seinem Produkt Epiquercican vorhanden; und es ist von der Qualität und vom Preis mit etwas über 40 Euro zu empfehlen. Die Versuchsformulierung in der 2. Studie, war mit 400 mg Quercetin, 400 mg Kreuzblütler (Cruciferae) – Extrakt, 300 mg Gelbwurzel (Curcuma) – Extrakt, 300 mg Grüntee – Extrakt (80 % Polyphenole) und 50 mg Resveratrol definiert; Produktname Phytobiologicals.

Gleichzeitig möge man aber auch bitte eine Grundversorgung einnehmen. Da wäre Vitacor (von Dr. Rath) zwar zu empfehlen, aber von der Firma Via Biona gibt es die "Herzvitamine", wo das gleiche drin ist; und ich empfehle diese, da man nach der 1. Bestellung ein Werbeangebot etwa alle 2 bis 3 Monate angeboten bekommt, um sein "Lieblingsprodukt" 2-fach für den Einzelpreis von ca. 30 Euro zu erwerben. Wenn man hingegen das Produkt von Dr. Rath bevorzugt, kann man auch dort einen Beraterlehrgang machen, um von einem Bonus zu profitieren.

Dieses Durchwurschteln mit Lockdown und Schulschließungen angesichts der unmittelbaren Bedeutung für Gesundheit und Leben von Millionen Menschen ist nicht nachvollziehbar, wenn doch auch der natürliche Impfstoff sowohl für Kinder als auch für Erwachsene zur Verfügung steht. Der mRNA-Impfstoff ist für Jugendliche nicht zugelassen -und schon gar nicht für Kinder. Ich verstehe die Weiterentwicklung zum mRNA-Impfstoff als ein von der Industrie angekauftes Knowhow der forschenden Universitäten, die (zum Teil natürlich) mit Steuergelder finanziert wurden. Und warum man neben diesem Impfstoff nicht auch den natürlichen Impfstoff der Öffentlichkeit vorstellt, ist mir schleierhaft.

Hinweis auf Adaptogene

Es handelt sich um Substanzen (meist pflanzlichen Ursprungs), die fähig sind, u. a. unser Immunsystem zu modulieren bzw. unser Hormonsystem zu beeinflussen. Wir kennen die althergebrachten Heilpflanzen, ob sie nun in Indien oder in China entdeckt und angewendet wurden, durch „Naturvölker" des Urwaldes oder von den in den Anden lebenden Menschen. In allen Teilen der Welt ist jenes Wissen kultiviert worden. Dieses Wissen kann in der heutigen Zeit zur Problemlösung beitragen. Meist bedient sich die „Pharma" mit einer Weiterentwicklung von in der Natur gefundenen Substanzen, die man dann patentierbar verkauft. In Europa war man sehr an den Gewürzen und Kräutern aus fernen Ländern vor allem als Heilmittel interessiert. Es war lukrativ und bleibt es also auch bis heute. Wenn man unsere dickmachende und nährstoffarme Nahrung mit Adaptogene ausgleicht, macht es dahingehend Sinn, um den Stoffwechsel, für die ja bioaktive Stoffe notwendig sind, damit alles funktioniert, zu unterstützen. Die Natur hat den Körper ja dahingehend konditioniert, dass die Dinge zum Erhalt des Lebens genutzt wurden, die da waren. Der moderne Mensch hat im heutigen Sozialzusammenhang eine Überfütterung aus einer manipulierten Natur kreiert. Adaptogene können insbesondere aus alten Pflanzen genutzt werden nach dem Grundsatz: je älter eine Pflanze ist und je länger sich diese in einer „feindlichen" Umwelt durchsetzen musste, umso mehr profitieren wir von diesem „Pflanzenwissen". Feindlich meint z. B. den Boden / die Erde, in dem die Wurzeln stecken. Es gilt, die Organismen des Bodens einerseits abzuwehren, weil sie sich gerne von den Wurzeln ernähren würden; aber auch andererseits Symbiosen einzugehen mit Organismen, die die Pflanzennahrung aufbereiten. Baue ich etwas in einer K u l t u r auf, haben diese Pflanzen (nicht mit dem Existenzkampf konfrontiert) alle zum Leben notwendigen Grundlagen. Kulturpflanzen sind außerordentlich adaptogenarm. Die Tatsache, dass ein Eisbergsalat soviel Stickstoff aus dem Dünger aufnimmt, dass dieser damit in uns eine erhöhte Entzündungsbereitschaft verursacht (abgesehen davon, dass Stickstoff den menschlichen Zellen „Energie raubt"), mag bezeichnend für menschliche sozialkulturelle (Un-) Vernunft sein. Wir haben ja ein Mikrobiom in uns, durch ähnlich entsprechende Symbiosen mit Mikroben geprägt. Die Pflanzen haben und brauchen die Mikroben in der Erde, ähnlich unserem Mikrobiom. Und der Gifteintrag zum Schutz der Pflanzen hat Folgen. Was da wächst, sieht aus wie eine Pflanze, ist aber aus ernährungsphysiologischer Sicht mit Blick auf Adaptogene vergleichbar mit Stroh. Kultivierte Pflanzen wirken dennoch adaptogen ausgleichend und haben als Grundnahrungsmittel einen hohen Stellenwert. So der Hafer, der mit Nüssen und Obst kombiniert bei Diabetes Typ 2 oder allgemein auch als Gegenspieler zu „div. Süchten" zu empfehlen ist. Wenn man jetzt einen Haken schlagen soll zu dem Impfstoff bzgl. Corona, ist mein Statement hinsichtlich der Wirksamkeit, dass man hier komprimiert einige Pflanzenstoffe kombiniert hat -die Kraft der einzelnen Pflanzen, die adaptogen wirken, potenziert- und sinnvollerweise diese Komposition als Extrakt in Pillenform für das körperliche Wohlbefinden anbietet. Viele Pflanzenbestandteile verwertet der menschliche Körper und man möge sie nicht als NUR Antioxidantien ansehen, viele dieser Substanzen haben Einfluss auf unsere Gene und veranlassen etwas in unseren Zellen.

Placebokontrollierte klinische Studie dokumentiert, dass Vitamin C die Sterblichkeit von Patienten mit einer lebensbedrohlichen COVID – 19 – Erkrankung deutlich reduziert: Ein wirksamer, sicherer und leicht verfügbarer Weg zur Bekämpfung der globalen Pandemie

Eine randomisierte, placebokontrollierte klinische Interventionsstudie dokumentierte, dass hochdosiertes Vitamin C die Sterblichkeitsrate bei Patienten mit einer fortgeschrittenen COVID – 19 – Infektion im Vergleich zur Kontrollgruppe, die ein Placebo erhielt, fast um die Hälfte senken kann.Die klinische Multi-Center-Studie wurde vom Universitätskrankenhaus in Wuhan (China) koordiniert, wo die aktuelle Pandemie ihren Ursprung hatte. Die Studie schloss COVID – 19 – Patienten ein, die aufgrund des lebensbedrohlichen Stadiums ihrer Infektion auf der Intensivstation behandelt wurden und dort eine medizinische Standardbehandlung erhielten. Darüber hinaus erhielt eine Studiengruppe täglich 24 Gramm Vitamin C intravenös verabreicht, die andere Gruppe erhielt ein Placebo. Die Verabreichung von Vitamin C führte im Vergleich zu den Patienten, die nur ein Placebo erhielten, zu einer Senkung der Sterblichkeitsrate (Mortalität) um fast die Hälfte. Patienten, die mit Vitamin C behandelt wurden, wiesen auch eine signifikant bessere Sauerstoffversorgung ihres Blutes auf. Dies ist ein Hinweis darauf, dass der Sauerstoff besser durch die Alveolarzellen der Lunge diffundieren konnte, um die roten Blutkörperchen anzureichern.

Das bedeutet, dass das Lungengewebe der Patienten weniger entzündet war. Unterstützt wurde dies durch die Tatsache, dass Patienten, die Vitamin C erhielten, deutlich niedrigere Werte von Entzündungsmarkern (Interleukin-6) aufwiesen. Besonders bedeutsam war jedoch die viel bessere Überlebenschance von COVID-19-Patienten, die Vitamin C erhielten – und die Tatsache, dass diese Behandlung keinerlei Nebenwirkungen hervorrief.

Als eine der Einschränkungen dieser Studie wird die Tatsache genannt, dass der Wirkmechanismus von Vitamin C bzw. die Frage, ob dieses Vitamin eine direkte Wirkung auf das Virus habe, nicht geklärt werden konnte. Diese Antwort wurde mit Hilfe einer Reihe von wissenschaftlichen Untersuchungen gefunden, welche unter der Leitung von Dr. Alexandra Niedzwiecki am Dr. Rath Forschungsinstitut in Kalifornien durchgeführt wurden. Diese Studien zeigen, dass Vitamin C mehrere Schlüsselmechanismen von Coronavirus-Infektionen hemmt, darunter die Herabregulation der viralen „Eintrittspforten" (Rezeptoren) auf der Oberfläche menschlicher Körperzellen. Noch wichtiger ist, dass Vitamin C in Kombination mit anderen Mikronährstoffen die antivirale Wirkung verstärkt, einschließlich der Hemmung der Bindung von Coronaviren an die Oberflächen-Rezeptoren der Zellen. Diese Ergebnisse aus Forschung und klinischen Studien haben erhebliche Auswirkungen auf präventive Gesundheitsstrategien weltweit. Naturstoffe –wie Vitamine– entfalten ihre Wirksamkeit auf der Grundlage der Regulation des Zellstoffwechsels –im Gegensatz zu reiner Intervention der meisten herkömmlichen Präparate. Es ist ein biologisches Gesetz, dass jede natürliche Substanz, die Krankheiten erfolgreich behandeln kann –d.h. eine Fehlfunktion der Zellen korrigiert–, grundsätzlich in der Lage sein muss, einer solchen Fehlsteuerung auch vorzubeugen. Die Ergebnisse dieser Forschung können nun auch die erstaunliche Tatsache erklären, dass außer dem Menschen keine anderen Lebewesen an der Coronavirus – Pandemie leiden. Diese können sich zwar mit dem Virus infizieren, aber erkranken daran nicht. Im Gegensatz zum Menschen, der kein körpereigenes Vitamin C herstellen kann, produzieren die meisten Tiere Vitamin C in einer täglichen Menge, die der Dosis entspricht, die in dieser klinischen Studie COVID – 19 – Patienten verabreicht wurde (bezogen auf das jeweilige Körpergewicht). Dieser wissenschaftliche und klinische Durchbruch hinsichtlich der Rolle von Vitamin C im weltweiten Kampf gegen die COVID – 19 – Pandemie kommt zu einem entscheidenden Zeitpunkt. Ein dreiviertel Jahr nach Beginn der COVID – 19 – Pandemie sind die Hoffnungen auf eine wirksame und sichere Lösung von seiten der konventionellen Medizin ernüchternd: •Die Weltgesundheitsorganisation (WHO) hat kürzlich eine offizielle Auswertung weltweit durchgeführter Studien zu praktisch allen Arzneimitteln veröffentlicht, die von Pharmaunternehmen und einigen Politikern als Antwort auf die COVID-19-Pandemie propagiert worden sind. Der WHO-Bericht kommt zu folgendem Schluss: „Remdesivir, Hydroxychloroquin, Lopinavir und Interferon schienen keine oder nur geringe Auswirkungen auf die Sterblichkeitsrate (Gesamt-Mortalität) von stationär behandelten COVID – 19 – Patienten zu haben ...". •Mehrere klinische Studien mit experimentellen Impfstoffen in mehreren Ländern mussten wegen schwerer Nebenwirkungen abgebrochen werden, darunter auch massiv beworbene Testimpfstoffe von Astra Zeneca / Oxford, Johnson&Johnson und Eli Lilly. In all diesen Studien wurden *genbasierte* Impfstoffe getestet, die über ein anderes Virus (z. B. Adenovirus) in den Kern (Nucleus) menschlicher Zellen transportiert werden. Nicht nur die Impfstoffe, sondern die gesamte Technologie, die auf einen Eingriff in die genetische Information von Körperzellen von Menschen beruht, ist hochgradig experimentell und war seit ihrer ersten Anwendung oft mit schweren Nebenwirkungen verbunden. Impfstoffe, die auf Proteinen, Proteinabschnitten (Peptiden) oder Antikörpern basieren und Technologien beinhalten, die seit vielen Jahrzehnten verbreitet sind, verdienen eine weitere Evaluierung. Im Gegensatz dazu sind genbasierte Impfstoffe in hohem Maße experimentell. Ihr therapeutisches Prinzip besteht darin, systematisch in die Erbmoleküle (DNS) und / oder in die Moleküle der Regulation von DNS zu Proteinen (RNS) einzugreifen. Leider basieren im Wesentlichen alle Impfstoffe, die derzeit international entwickelt werden, auf dieser experimentellen Technologie. Mit den vorliegenden wissenschaftlichen und klinischen Beweisen ist klar, dass Vitamin C und andere Mikronährstoffe sofort und überall als wirksame und sichere Maßnahme zur Bekämpfung der aktuellen Pandemie eingesetzt werden können.

Vitamin D zur Winterzeit

Das von der Politik verordnete „Herunterfahren" wird immer eine Wirkung zeigen, da die Deutschen ja wirklich diszipliniert sind. Es gestaltet sich im Winter jedoch schwierig, da COVID – 19 im Handgepäck den **Vitamin – D – Mangel** hat -gerade im Winter sind alle von dem Mangel betroffen-; es ist ein unanständiges "Gelaber", wenn Institutionen behaupten, man habe ja im Sommer genug Vitamin D „getankt".

Der Gesundheitsminister, selber mal infiziert, hatte bestimmt Vitamin D eingenommen. Fragen wir ihn mal bei nächster Gelegenheit, warum er das niemanden mitteilt. Der Bevölkerung sollte Vitamin D gegeben werden und die Infektionszahlen würden sich viel effektiver vermindern!

Gerade den Alten sagt man, die Sonne würde Vitamin D über die Haut bilden. Obwohl dies bei der veränderten alten dünneren Haut gar nicht möglich ist.

Vitamin D wenigstens im Infektionsfall zu geben, wird ebenfalls nicht aus ärztlicher Sicht befürwortet, obwohl aus der Notwendigkeit heraus, eine überschießende Immunsituation zu verhindern, die Wirksamkeit sich herausstellte.

Wie ist denn die Ernährungssituation in den Altenheimen und in den geriatrischen Kliniken? Man findet dort salzarme Nahrung, obwohl ältere Menschen mehr Salz benötigen, da sie sonst schwere andere Erkrankungen entwickeln. Ansonsten ist das Essen eine nährstoffarme Katastrophe.

Vor Jahren ist im Deutschen Ärzteblatt darüber berichtet worden, dass aufgrunddessen ein Vitamin – D – Mangel festzustellen war. In Europa haben mehr als 95 % der älteren Menschen einen Vitamin D – Defizit.--siehe The American Journal Of Clinical Nutrition aus dem Jahr 2016 unter der Überschrift

Vitamin D deficiency in Europe – pandemic ?

https://l.facebook.com/l.php?u=https%3A%2F%2Farquivo.pt%2Fwayback%2F20160421110252%2Fhttp%3A%2F%2Fwww.odin-vitd.eu%2F%3Ffbclid
%3DIwAR0XHJf5Ir9fayScaqG2YbPxjUfARrsht0RzSkJOp2ESXE7MFvUFOtlBHrA&h=AT1F7pCgZBS9S_w2tvhHQAh_AhGacU91xIgC0
oUraHtByErL1tDkRuz_Q2RlFtxxDVhr0DHwg4ziANYmCqvY2Sy3PIldl6gTyfCyU0zzfScqOZDG719mocwBCn0bxGjqXH8y&__tn__=-UK-
R&c[0]=AT3DXYm5fC5UfAQcFTfFCeDJRgsPtLEKHVff_zl8MJddVO8ORLGl9I3jwK0dv-NUCm498-roQEEFs35ZFIOxnwey25-
eSVuTK0ANvm9ZS7t2pPpr_0TX9WrvrwslUW5aBdTmD7dToTHV0tK-
6CngDNYJ6j7VQdxE15FVgllq0U5GTXlXW_y1P1ga2PsvL1Btm40s5RdB96E

Es müsste doch eigentlich irgendjemanden auffallen, wenn das RKI den Lagebericht veröffentlicht, dass die Infektionsrate ansteigt, wenn zur Winterzeit Vitamin – D – Mangel herrscht.

Es gibt eine amerikanische Studie (130.000 Personen; März bis Juni 2020), die den Zusammenhang von Infektion zu Vitamin – D – Spiegel wiedergibt.

Ich kann nur sagen, dass wir eine „Vitamin – D – Pandemie" haben.

Die Effekte von Vtamin D auf den Corona – Angriff hat man in experimentellen Studien, in Interventionsstudien und randomisierten Studien herausgestellt; und es bringt kein Medikament zustande, wenn unter hohem Vitamin – D – Spiegel eine Synthese von **antiviralen** -aber auch antimikrobiellen- **Peptiden** angefacht wird, gegen die die Viren keine Resistenz entwickeln können. Anstatt also alles herunterzufahren, würde die Ausgabe von Vitamin D eher helfen; und nebenbei: es kann sich jeder selbst einen natürlichen Impfstoff ohne Nebenwirkungen besorgen, den ich schon beschrieben hatte mit den Nährstoffzusammenstellungen aus den Dr. - Rath – Studien. Im Ärzteblatt liest man: Die DGE betont, sie könne keine pauschale Empfehlung für eine Vitamin – D – Supplementation aussprechen, um einer SARS – CoV 2 – Infektion vorzubeugen oder den Schweregrad einer COVID – 19 – Erkrankung zu verringern. Insbesondere bei Personen mit adäquatem Vitamin – D – Status sei bisher nicht nachgewiesen, dass eine Vitamin – D – Supplementation einen diesbezüglichen Zusatznutzen habe. Ich behaupte, es ist eine Deutsche Gesellschaft für „Fehlernährung". Aber auch alle anderen von uns beachteten Institutionen geben sich alle Mühe, um Studien zu Vitamin D als fehlerhaft zu deklarieren.

Vitamin D als Randkondition zur Virusbeeinflussung wirkt immunstabilisierend bei Atemwegserkrankungen und kann Leben retten

Aktuelle Forschungsergebnisse lassen keinen Zweifel mehr: Kein anderer Faktor entscheidet mehr darüber, ob Sie für eine COVID – 19 – Erkrankung anfällig sind, wie Ihr Vitamin – D – Spiegel. Entsprechend gilt: Bei einem schweren Vitamin – D – Mangel besteht ein 18-fach höheres Risiko, dass eine COVID – 19 – Erkrankung zum Tod führt. Diese Ergebnisse haben jüngst Wissenschaftler der Universität Heidelberg in der Fachzeitschrift Nutrients veröffentlicht.

Auch in der Presse findet man inzwischen zahlreiche Belege für den Zusammenhang einer Vitamin – D – Gabe und einem verbesserten Abwehrschutz gegen COVID – 19. In Alten- und Pflegeheimen, in denen die Bewohner mit dem Sonnenhormon supplementiert wurden, überlebten alle Hochbetagten schwere Infektionswellen. Diese Ergebnisse machen deutlich: Es ist Zeit zum Handeln –denn leider ist die flächendeckende Versorgung der Bevölkerung mit Vitamin D weiterhin nicht auf der politischen Agenda!

Dabei hat selbst gegenüber den neu entwickelten Impfstoffen Vitamin D signifikante Vorteile und gewinnt eindeutig den direkten Vergleich.

Prof. Dr. med. Jörg Spitz gehört seit vielen Jahren zu den führenden Vitamin – D – Experten in Deutschland und nimmt die neuen Erkenntnisse zum Anlass, sich dem Appell zweier Wissenschaftler des Deutschen Krebsforschungszentrum (DKFZ) anzuschließen. Auch diese formulieren:

„Angesichts der Dynamik der COVID – 19 – Pandemie und der nachgewiesenen Sicherheit einer Vitamin – D – Supplementierung erscheint es daher höchst umstritten und möglicherweise sogar unethisch auf die Ergebnisse weiterer evidenzbasierter Studien zu warten, bevor Maßnahmen im Bereich der öffentlichen Gesundheit ergriffen werden. Neben anderen bevölkerungsweiten Maßnahmen zur Vorbeugung sollte eine weit verbreitete Vitamin – D 3 – Supplementierung zumindest für Hochrisikogruppen wie ältere Erwachsene oder Personen mit relevanter Komorbidität, gefördert werden. Darüber hinaus kann eine zielgerichtete Vitamin – D 3 – Ergänzung von Personen, die SARS – CoV – 2 – positiv getestet wurden, gerechtfertigt sein."

Mein Fazit:

Möglichkeiten der Prävention und Behandlung von Atemwegsinfektionen mit Vitamin D sollten endlich wahr- und ernstgenommen werden.

Die Borniertheit der öffentlichen Meinungsträger in diesem Punkt kostet Menschenleben und die Gesundheitskosten werden unnötig massiv in die Höhe getrieben.

Die oben genannten aufgeführten Pressemitteilungen sind Anlass, verschiedene Ansichten zur Vorbeugung und zur Behandlung zusammenzufassen und konkrete allgemeine Hinweise zu geben. SARS 1 gehörte ja zum Typ der RNA – Viren und sind anders als DNA – Viren, wie Herpes oder Eppstein – Barr, die schneller mutieren; schlichtweg, weil sie schlechter reparieren. Einige Jahre nach SARS kam das Middle East Respiratory Syndrome Coronavirus (MERS – CoV) auf. Das war eine Variante. Und diese Variante ist dort schon vor allem bei immungeschwächten Menschen direkt auf das Immunsystem „losgegangen"und hat große Komplikationen gemacht. Das SARS 1 Virus hat 2002 gewirkt und die Auswertungen haben ergeben, dass auch 10 Jahre später Personen mit nur leichten Krankheitsverläufen noch an Folgen der Erkrankung leiden können. Die aktuelle Variante hat, wie jedes Virus, eine Oberfläche mit Erkennungszonen und „schützt" diese Oberflächenmerkmale, damit es nicht erkannt wird. Wenn diese Oberflächenmuster aber mit den „Erkennungsantennen" der Zelloberfläche von Abwehrzellen in Kontakt kommt, funktioniert das so, wie ein biologisch – lebendiges Schlüsselloch, wodurch das Virus erkannt wird und dann existieren mehrere Mechanismen, wie so ein Virus eliminiert, aufgefressen oder sonst wie unschädlich gemacht wird. Es gibt ein ganzes Set dieser Machanismen, etwa 20 verschiedene. Und ganz viele werden dann koordiniert und aktiviert und reguliert über den Vitamin – D – Rezeptor. Bei einem ausreichenden Vitamin – D – Spiegel werden ohnehin die Vitamin – D – Rezeptoren aktiv und die biologisch in uns verankerten Maßnahmen laufen ab --denn der in uns befindliche Arzt aktiviert mit den Werkzeugen aus seinem großen Handwerkskasten die Abwehr. Die Schleimhäute der Lunge beinhalten, ähnlich der Darmschleimhaut Abwehrmechanismen. Laut den Forschern um Qiming Wang von der chinesischen Changsha Universität, könnte es etwas mit dem Zuckerstoffwechsel zu tun haben (die Vitamin – D – Rezeptoren sind sozusagen karamellisiert), wenn ungebremst körpereigene Botenstoffe (Zytokine) ausgeschüttet werden und diese überschießende Immunreaktion zu Entzündungen und Gewebeschäden führt. Vitamin D hat die Eigenschaft, diese Überreaktion zu bremsen oder zu verhindern, so dass Personen mit ausreichendem Vitamin – D – Spiegel eine gute Chance haben, einen solchen Infekt zu überstehen und von der Intensivstation wieder runter zu kommen. Im Zusammenhang mit diesem Vitamin – D – Rezeptor gibt es ausgefeilte Mechanismen. Bekannte Beispiele sind die Immunzellen, die reifen im Knochenmark; und da gibt es die B – Lymphozyten (B – Zellen), die dort weiter reifen. Und diese „B – Zellen" sind in der Lage, Plasmazellen zu bilden, die wiederum Antikörper ausschütten, und sie machen zusammen mit den T – Lymphozyten einen entscheidenden Bestandteil des adaptiven Immunsystems aus. Während die B – Zellen zentral für die humorale Immunantwort stehen, spielen T – Zellen eine wichtige Rolle in der zellulären Immunantwort. Wenn diese B – Zellen im Organismus aktiv sind, nutzen sie diese Koordination über den Rezeptor für das Vitamin D und senden so einen ganzen Sack voll intelligenter Signale aus, aufgrund dessen Maßnahmen – Kaskaden unterschiedlichster Art in Gang gesetzt werden. Die T – Zellen übernehmen überdies noch weitere Aufgaben mit Blick auf eine vielfältige Koordination für verschiedene Immunreaktionen. Sie reifen im Thymus, wobei der Körper einen großen Aufwand treibt, da er 90 % während des Reife- und Prägungsprozesses eliminiert. Bei der Aktivierung vermag Vitamin C mit anderen Faktoren hilfreich mitzuwirken. Es gibt die Makrophagen, die ausgestattet mit einem eigenen Rezeptor sind; sie erlauben ein genaues Monitoring. Es sind Rezeptoren zur unspezifischen Erkennung körperfremder Muster. Hierdurch können eigene Rezeptoren aktiviert werden, die sich direkt um das Virus „kümmern" und andere Rezeptoren werden aktiv, die wieder Chemokine (Signalproteine) aktivieren. Diese beschriebenen Abwehr- oder Immunreaktionen veranschaulichen diesen „Redefluss", der bei einem Vitamin – D – Mangel gestört sein kann. Vitamin D wird „flankiert" durch Omega – 3 – Fettsäuren. Und manche Studien über die Wirksamkeit von Vitamin D stießen deshalb ins Leere, weil die Vitamindosis zu niedrig war bzw. der Omega – 3 – Fettsäure – Spiegel keine Rolle dabei spielte. Und zudem spielt es eine Rolle, ob der Vitamin – D – Rezeptor (über den Zuckerstoffwechsel) „angebraten" wäre; insofern käme es zu keiner einwirkenden Aktion. Nun haben wir ja nicht nur Bakterien in uns (mehr als Körperzellen), sondern auch Viren in noch höherer Zahl; man spricht von einem Virom. Diverse Viren „stellen die Bakterien scharf". Im Mikrobiom werden also durch diese Bakterien nicht nur verschiedene Vitamine, wie B – Vitamine, Folsäure oder kurzkettige Fettsäuren „hergestellt". Es entsteht dort ein ganzes Spektrum an Schutzmaßnahmen; z. B. NAD+ (siehe unter dem Oberbegriff zu Mitochondrien und unter „Atmungskette", ein Komplex – Produkt, welches zum biologischen „Treibstoff" gewandelt wird), was man als Futter für die Mitochondrien ansehen kann. Die Mitochondrien haben eine eigene mitochondriale Virusabwehr. Diese Virusabwehr produziert Zytokine, die das Virus tötet, und sie aktiviert die Gedächtniszellen des Immunsystems, die T – Helfer – Zellen, und die cytotoxischen T – Zellen (veraltet: T – Killerzellen) werden ebenso aktiviert; aber auch die Makrophagen nehmen teil in diesem System. Die Mitochondrien liefern also nicht nur Energie, sondern sind auch in der Immunabwehr aktiv. Daher rührt auch mein Vorschlag, dass es Sinn macht, den älteren Menschen ein NADH – Produkt und Coenzym – Q – 10 zu empfehlen. Die Betrachtung der Vorgänge in einem Organ, wie Darm, Leber, Gehirn oder Haut, ist zwar zum Verständnis nützlich; nur: alles hängt mit allem zusammen. Es macht Sinn, die Funktionsparameter, die gestört sind, zu messen und die erforderlichen Hilfen, z. B. in Form von

Nahrungsergänzungen, zu geben. Damit zur Vorbeugung etwas geschieht, hat der "Vitamin - Doktor" R a t h seine Produkte entwickelt und zwei Studien zur aktuellen „Corona – Lage" beigesteuert, wonach Vitamin C, Lysin, Arginin, und Prolin, Cystein, Quercetin, Selen, Kupfer, Mangan und Grüntee-Extrakt wirksam sind. Diese Dinge sind in seinem Produkt EpiQuercican vorhanden; und es ist von der Qualität und vom Preis mit etwas über 40 Euro zu empfehlen. Mit 180 Kapseln und einem Verbrauch von 3 mal 2 Stück wäre es eine Monatsration. Die in der zweiten Studie beschriebenen Inhaltsstoffe bekommen Sie mit Phytobiologicals Formular (3 mal 1 Kapsel tgl.). In diesem Buch habe ich weitere Erkenntnisse verarbeitet, die aus Ausführungen des Privat Dozenten Kuklinski und den Professoren Spitz und Birkmayer abgeleitet wurden. Daraus habe ich Empfehlungen übernommen. Spitz bezeichnet sich als höchstinfektiöser "Gesundheitserreger" zu Recht. Er baute ein Netzwerk auf, in dem Netzwerkpartner Produkte anbieten. Interessant für Jeden sind seine You Tube - Beiträge / Vorträge. Demnach ist z. B. das Vitamin D (eigentlich ein Hormon) im Falle einer Pandemie unbedingt zu supplementieren, da es sozusagen das Walkie Talkie ist, das die Immunabwehr zur Abstimmung von Abwehrmaßnahmen braucht, wenn man das Immunsystem als Polizeitrupp darstellt. Oft wirkt es gegen die überschießende Immunabwehr --hat grundsätzlich regulierende Einwirkung auf die Atemwege (z. B. Asthma). Vitamin D ist auch mit Abstand die effektivste (Einzel-) Maßnahme zur Prävention bei einer Grippe – Epidemie. Insbesondere Kinder (und Schwangere) sollte man nicht vergessen, mit Vitamin D zu versorgen (das richtet sich nach dem Körpergewicht: mein 2-jähriger Sohn bekommt 500 Einheiten und ein Erwachsener mit 70 kg wird mindestens 4000 Einheiten benötigen). Das Vitamin K 2 ist nicht zwingend erforderlich, damit das Vitamin D aufgenommen werden kann. Allerdings sind wenig Wissenschaftler mit dem Vitamin K 2 befasst. Das Problem, hier genaue Aussagen zu machen, liegt daran, dass der Vitamin – K 2 – Spiegel nicht gemessen werden kann. Durch die Vitamin – D – Einnahme kommt es natürlich zu einer vermehrten Aufnahme von Kalzium, soweit die Darmfunktionen nicht beeinträchtigt ist. Genügend Kalzium bekommen wir in der Regel mit der Nahrung und es bedarf eigentlich keiner Ergänzung. Wenn Sie Vitamin D zu sich nehmen, benötigen Sie in jedem Fall mehr Magnesium. Essen Sie genug „Grünzeug" so sind Sie damit versorgt. Der Glaube herrscht vor, dass Kalzium zur Vorbeugung von beispielsweise Osteoporose hilfreich wäre; eigentlich ist aber die Einnahme von Vitamin D in Verbindung mit Magnesium der Weg, der die Resorption von Kalzium aus der Nahrung sicherstellt. Einerseits gibt es beispielsweise die Notfallmedizin und die praktischen Erfahrungen, dass wir einerseits ein grenzenloses Gottvertrauen in die ärztliche Kunst setzen können, andrerseits erfahren wir auch immer Kummer um die Perspektivlosigkeit zu den klassischen Behandlungsmethoden bei schweren Erkrankungen. Viele sind auf der Suche, um Alternativen zu finden. Viele Ärzte setzen die Erkenntnisse aus der Wissenschaft um und publizieren Ergebnisse, die nicht sofort Eingang finden in die ärztliche Routine. Es hat sich auch die Ökonomie im Gesundheitssystem eingefunden, mit der Folge, dass wir jetzt ein „Krankheitssystem" haben ...schon bei der Kindesgeburt angefangen mit der Frage nach einem Kaiserschnitt und beim Sterben mit der Frage, ob der Patient ins Hospiz oder auf eine Intensivstation kommt. In der ambulanten Medizin wurde die „sprechende Medizin" gewandelt und auch im Krankenhaus, wohin früher die Patienten vom Hausarzt geschickt wurden, da sich dort die fachkundige „Truppe" befand, um endgültig Probleme abzuklären, haben wir ein Arbeitsklima mit dem Blick auf die diagnosebezogenen Fallpauschalen. Die (Kranken-) Behandlung hat dann etwas mit dem (Geld-) Umsatz zu tun. Wenn Mediziner jetzt auch noch ankommen mit Begriffen wie Mikronährstoffdefiziten oder Mangel an Zell – Vital – Stoffen, dann finden sie in den Medien kein Gehör. Obwohl wir eine freie Presse haben, ist trotzdem das wirtschaftliche Niveau an die Meinungsbildung gekoppelt, was dazu führt, dass neuere wissenschaftliche Erkenntnisse selbst bei einer Pandemie – Lage ignoriert werden. Wenn man sich die älteren Herrschaften ansieht, kommt einem der Verdacht, dass aufgrund der wenigen Muskelmasse so einfache Nährstoffe wie Eiweiß fehlen. Wenn wir nicht wenigstens 1 Gramm pro Kilogramm Körpergewicht Eiweiß zuführen, so behilft sich der Körper mit Abbau von Eiweiß aus dem eigenen Körper. Leider hat das für Notzeiten eingerichtete Programm unseren Körper konditioniert bei Kohlenhydraten, die uns heute reichlich zur Verfügung stehen, ein gewisses Depot als sozusagen zusätzliches Organ aufzubauen.

Warum machen Kohlenhydrate dick?

Mit der Skizze am Buchanfang werden zellular – biologische Vorgänge dargestellt. Die Zeichnung beschreibt Vorgänge, welche die Leistungsfähigkeit der Körperzellen beeinträchtigen können. Der sogenannte Zitronensäurezyklus (oder Citrat Zyklus) und die Vorgänge zur Energiegewinnung aus der Nahrung wurden schematisch dargestellt. Zucker wird in Pyruvat umgewandelt. Und damit es nicht zu einem Pyruvatstau kommt, sind eine Reihe von Kofaktoren notwendig. Sie sind beispielhaft in der Skizze angeführt. Ohne Kofaktoren ist bei Pyruvatstau der Körper gezwungen, daraus Fett zu machen. Viele Medikamente, wie etwa Cholesterinsenker, verhindern die Aufnahme von Zellvitalstoffen. Manche Studien, die offensichtlich beweisen sollen, dass solche Nährstoffgaben nichts bringen, probieren sich an Patienten aus, die eine Vielzahl diverser Medikamente einnehmen. Die orale Vitamingaben können unwirksam sein, weil aufgrund der Medikamentenwirkungen diese verpuffen, oxidieren oder einfach nicht aufgenommen werden können. *Vitamine seien gefährlich und ausgewogenes Essen decke den Vitaminbedarf,* vernehmen wir aus den Medien. Die Meinungsbildung scheint von einer gewissen Lobby gesteuert zu sein. Oft kann die notwendige Medikamenteneinnahme, die falsche Art zur Gewichtsreduktion, das Essen an sich oder die Pille zur Empfängnisverhütung eine Ursache für Beschwerden sein. Andere Faktoren der modernen Lebensweise kommen hinzu. Anmerken muss man, dass wir in Umständen leben, die fast gar nichts anderes zulassen, als so zu leben, wie wir es gewohnt sind und wie wir erzogen wurden. Im Kindesalter sind wir in einem Ghetto aufgehoben und erhalten eine dementsprechende Erziehung. Weiter geht es in der Schule und es endet im Altenheim, weil diese Lebensweise uns auch in dieses Ghetto führt. Wir sind abgemagert, und das hatte vielleicht schon mit dem Alter von 50 Jahren begonnen, als man feststellte, dass man „keinen Hintern mehr in der Hose" hatte. Der Muskelabbau funktioniert ja automatisch im Gegensatz zu den Bodybuildern, die mittels Eiweißzufuhr vor dem Krafttraining die Muskeln aufpumpen, damit die Eiweiß- / Nährstoffkombination ihren Zweck erfüllen und Muskelmasse bilden. Wir sehen also, dass man den Körper erhalten kann; nur muss es nicht auf diese Art sein. Da Botenstoffe auch dem Gehirn sagen, dass Muskeln und Gelenke in Bewegung sind und „kontrolliert" werden müssen, wird auch die Gehirnmasse angesprochen. Die normale Art der Bewegung reicht aus. Es muss nicht der Leistungssport betrieben werden, damit wir über das Gehirn nicht „verkümmern". Allerdings sind wir doch in der heutigen Zeit etwas unterversorgt mit beispielsweise Vitamin A, oder aufgrund der modernen Landwirtschaft ist ein Selenmangel vorprogrammiert, wenn wir unser Immunsystem unterstützen wollen. Wir könnten sozusagen auch neben der Muskelmasse sogar „Knorpel" bilden zum Wohle unserer Gelenke; Fachärzte sind sicher anderer Meinung. Doch das erfordert entsprechende nachfolgend genannte Nährstoffe als „Bausteine". Und Vitamin D, wie schon angesprochen. Die Altersgrenze bis zum Ableben verschiebt sich nach oben. Nur ist oft die Gebrechlichkeit ein großer Begleiter. Mit einer Vielzahl von Medikamenten erleben wir den Altersruhestand und werden im Rollstuhl, halb dement, herumgeschoben. Vorher waren wir mit einem Herzinfarkt, Osteoporose oder einem Krebsleiden in Behandlung von Fachleuten. Begrifflich geprägt kennen wir es als „Volkskrankheiten". Wie wir alle wissen, waren Seefahrer an Skorbut erkrankt, wobei weiches Bindegewebe porös wie ein Gartenschlauch wurde (hier bezeichne ich mal Arterien und Venen als weiches Bindegewebe und Knochen als hartes Bindegewebe, zu deren Erhalt / Reparatur und Neubildung die Anwesenheit von Vitamin C notwendig ist). Dem Vitamin C aus Gemüse sei gedankt, dass ihnen geholfen wurde. Heute kann man empfehlen, neben Vitamin C auch Lysin, Prolin, N – Acetyl – Glucosamin, Chondroitinsulfat, Mangan, Magnesium und Kalzium, also Zell – Vital – Stoffe für das Erhalten des weichen und harten Bindegewebes als Nahrungsergänzung einzunehmen, was in diesem Fall nicht nur zur Vorbeugung von Herz-, und Kreislauferkrankungen und der Vermeidung von Osteoporose hilfreich wäre. Zu der eingangs befindlichen Handskizze haben mich Vorträge des Priv. Doz. Dr. Kuklinski inspiriert. Ich sehe ihn auch als frühen Vordenker, der Nährstoffgaben nach entsprechenden Notwendigkeiten, die eine Untersuchung am Patienten ergeben, empfiehlt. Dr. Kuklinski trägt mit seiner Angehensweise dazu bei, dass ich empfehle, zusätzliche Nährstoffe zu beachten. Sprechen wir zunächst von einer Impfvorsorge mit Mitteln aus den o. g. Studien. Nehmen Sie also neben EpiQuercican Kreuzblütler – Extrakt, Gelbwurzel – Extrakt und Resveratrol täglich ein. Dies ist Ihr Impfstoff. Das Minimum. Wer also nun die Meinung vertritt, er ernähre sich gesund, dem rate ich trotzdem zur zusätzlichen Einnahme von Vitamin D und marinen Omega – 3 – Fettsäuren, am besten aus Algen (allerdings als Tabletten oder Kapseln, weil manche Algen als Nahrungsmittel Giftstoffe aus den im Mundraum befindlichen „reparierten Zähnen" binden könnten, die dann über den Magen-, Darmtrakt im Körper freigesetzt würden). Die Begründung für meine Empfehlung findet sich wieder in den nachfolgenden Betrachtungen zu Vitamin D und Omega – 3 – Fettsäuren. Ich empfehle es besonders den werdenden Müttern. Nebenbei möchte ich da auch auf die Forschungen zur Epigenetik hinweisen. Wer sich damit beschäftigt, weiß, dass die Lebens- und Nahrungssituation offensichtlich Einfluss auf das Gedächtnis der Gene hat, und bei der Entstehung neuen Lebens würde dieses Gedächtnis zu einem Bruchteil an den Nachwuchs weitergegeben. Die genannte Supplementierung mit den Inhaltsstoffen aus beiden Studien kombiniert, wäre quasi die „Vorsorgeimpfung". Nun muss natürlich der Einzelfall mit Blick auf die persönliche und gesundheitliche Situation betrachtet werden. Am sinnvollsten wären zusätzlichen Nährstoffgaben i. S. einer Grundversorgung. Auch berücksichtigen sollte man persönliche Krankheitsbilder und die Medikation, die u. U. Nährstoffe „verbrauchen" oder die Aufnahme verhindern. Der „Arzt wohnt im Körper" und man kann ihn aktivieren oder unterstützen. So können z. B. spezielle Vitamine (wie B 6 oder B 12) helfen (siehe Skizze) dem Zuviel an Stickstoff (raubt den Zellen Energie und macht eine gewisse Entzündungsbereitschaft) entgegenzuwirken, Eine Kombination mit Vitamin B 6 wäre deshalb sinnvoll, weil hier das für die Arterien schädliche Homocystein abgebaut werden könnte. Und ist Diabetes im Spiel, sollte auch das Vitamin B 1 höher dosiert eingenommen werden. Kalzium und Magnesium sollte man auch nicht vergessen. Oder Chondroitinsulfat und Glucosamin wären gut für das weiche (etwa Arterien) und harte Bindegewebe als notwendige "Rohstoff", etwa um in den Entzündungsbereichen in Kapillaren reparierend zu wirken und um Osteoporose vorzubeugen. Da Coronaviren auch in entzündlichen Kapillarbereichen gefunden wurden, wäre auch diese Art der Vorsorge anzuraten. Das wäre zusammenfassend für den Normalbürger mit Blick auf Corona ein möglicher und mit einer hohen Wahrscheinlichkeit wirksamer Schutz. Und, wenn man die You Tube – Beiträge von Prof. Birkmayer gesehen hat, wäre meine Schlussfolgerung, noch ein NADH – Präparat und Coenzym Q 10 nicht nur den älteren Leuten zusätzlich zu geben. Aber, wenn wir uns jetzt nur mit der „Impf – Corona – Mixtur" aus beiden Studien beschäftigen, wäre die eine Sache das EpiQuercican, das in entsprechender Dosierungsempfehlung ja schon existiert. Die andere Sache wäre die Versuchsformulierung in der 2. Studie, die 400 mg Quercetin, 400 mg Kreuzblütler Cruciferae) – Extrakt, 300 mg Gelbwurzel (Curcuma) – Extrakt, 300 mg Grüntee – Extrakt (80 % Polyphenole) und 50 mg Resveratrol enthielt. Grüntee – Extrakt und Quercetin ist im erstgenannten Produkt schon enthalten. Der Kreuzblütler – Extrakt, Gelbwurzel – Extrakt und Resveratrol können in entsprechenden Internetportalen (wie *spitzen-praevention.com/netzwerkpartner/*) geordert werden. so dass man die Bestandteile der Versuchsformulierung zur 2. Studie hier suchen und beziehen kann. Es gibt aber auch das *Phytobiologicals Formular* von Dr. Rath, wo genau diese Inhaltsstoffe aus der 2. Studie drin sind. Die normale Tagesdosis wäre täglich 2 mal eine Kapsel und für *EpiQuercican* wäre es 3 mal zwei Kapseln. Etwas über 70 Euro müsste man für eine Monatsversorgung ausgeben. Nachfolgend werde ich mich noch zu dem Vitamin D äußern und einige Ergänzungen zu den Omega – 3 – Fettsäuren machen, da diese Nährstoffe einen besonderer Stellenwert haben; und weil es sich wirklich geradezu anbietet -dem Vorwort gemäß-, mit Märchen, die von bestimmten Gesellschaften und Instituten in die Welt gesetzt werden, aufzuräumen.

Vitamin D

Bis September 2020 erschienen zum Thema COVID – 19 etwa 60.000 wissenschaftliche Arbeiten, darunter eindrucksvolle Studien in Bezug auf die schützende Wirkung von Vitamin D. Leider kommt dieser Zusammenhang in den Medien während der Covid – 19 – Krise kaum zur Sprache. Vitamin D als Randkondition zur Virusbeeinflussung wirkt immunstabilisierend bei Atemwegserkrankungen. Als Vorstufe eines Hormons ist es für nahezu alle Organe relevant. Bei einem Mangel fällt man nicht gleich tot um, aber es hat Konsequenzen, da Vitamin D an den Genen „herumschraubt". Zellen haben einen Rezeptor für Vitamin D. Durch diese Hormonfunktion wird über die Gene die Körperzelle beeinflusst. Man hat über 2000 Gene identifiziert, die Vitamin D „schalten" kann. U. a. spielt es eine Rolle sowohl bei der Entstehung als auch bei der Vermeidung von div. chronischen Erkrankungen. **Der Zuckerstoffwechsel korreliert u. a. mit dem Risiko einer Viruserkrankung. Grippeviren können ähnlich wie SARS – CoV 2 zu einer Überreaktion des Immunsystems führen. So kann der sogenannte Zytokinsturm Entzündungen im Körper bewirken, z. B. in den Lungenschleimhäuten von Patienten mit einer SARS 2 – Infektion, so dass diese beatmet werden müssen. Menschen mit einem hohen Vitamin – D – Spiegel sind im Vorteil, weil die überschießende Immunreaktion unterdrückt wird.** Das Robert Koch Institut zeigte in einer Studie 2015 (Public Health), dass die erwachsenen Deutschen zu fast 88 % mit Vitamin D unterversorgt sind (Grenze wurde angenommen bei 30 Nanogramm oder 50 Nanomol). Die **Faustregel** wäre, wenn man täglich 1000 I.E. zuführt, führt dies nach einer Woche zu einer Erhöhung des Blutspiegels um 10 ng/ml bei 70 kg Körpergewicht. Führt man 10 000 I. E. als Einzeldosis zu, ließe sich auch eine sofortige Erhöhung des Blutspiegels um 1 ng/ml erreichen. Nach der am häufigsten vertretenen Expertenmeinung der jüngsten Zeit wären Werte im Bereich zwischen 40 und 80 ng/ml als optimal zu bezeichnen. Knochenexperten formulierten, dass bei Menschen jenseits des 60. Lebensjahres der Vitamin – D – Spiegel bei mind. 30 ng/ml liegen sollte. Serumwerte von unter 30 nmol/l (unter 12 ng/ml) bilden eine mangelhafte Vitamin – D – Versorgung ab. Abgesehen von den Knochenexperten, die Serumwerte von 30 bis unter 50 nmol/l (12 bis unter 20 ng/ml) als gefährlich für die Knochengesundheit ansehen, wird allgemein der Zielwert bei 40 ng/l als optimal betrachtet. Um es kurz zu machen, zitiere ich aus einer Liste „**Vitamin D assoziierter Phänomene**" -außerhalb des Knochenstoffwechsels (Vortrag Prof. Spitz): **~senkt den Blutdruck ~fördert das angeborene und erworbene Immunsystem ~produziert körpereigene Antibiotika (AMP) ~schützt die Nervenzellen (z. B. vor MS) ~bremst die Krebsentwicklung ~verhindert eine Metastasenbildung ~verbessert die Überlebensrate von KHK-Patienten ~reduziert das Risiko für Diabetes Typ I und Typ II ~schützt vor peripherer arterieller Verschlusserkrankung ~kräftigt die Muskulatur und verzögert die Pflegebedürftigkeit im Alter.** Vitamin D zeigt verschiedene immunmodulatorische, entzündungshemmende antioxidative und antifibrotische Wirkungen. **Es besteht ein inverser Zusammenhang zwischen Vitamin D und der Entwicklung mehrerer Autoimmunerkrankungen,** wie Systemischer Lupus erythematodes, Thyreotoxiose Typ 1-Diabetes, Multiple Sklerose, Iridozyklitis, Morbus Crohn, Colitis ulcerosa, Psoriasis vulagaris, rheumatoide Arthritis, und Polymyalgia rheumatica. Die Induzierung von antimikrobiellen Peptiden durch Vitamin D schützt die Darmflora und verbessert die Barrierefunktion des Darmepithels. Ferner unterdrückt Vitamin D die Aktivierung von Mastzellen sowie die Immunglobulin E-Synthese aus B-Zellen und erhöht die Anzahl immun-toleranter dendritischer Zellen und der T-Zellen produzierenden Interleukin – 10 – Zellen, die für die Immunabwehr entscheidend sind. Vitamin D drückt nicht das Immunsystem. Es wird getunt und toleranter. Studien haben gezeigt, dass die Lebensqualität durch Einnahme von 4000 bis 6000 I.E. Vitamin D täglich (bei 70 kg Körpergewicht) gesteigert werden kann und die Supplementierung auch Vorbeugung bedeutet in Bezug zu einer Pandemie. Eine Wirkung sah man beim Dengue – Fieber, bei einer HIV – Infektion oder bei der Ebola – Erkrankung. Wir haben das Vitamin D schon immer mit der Sonne bekommen, da es in der Haut (Verteidigungswall nach außen) gebildet wird. Faustregel ist, wenn der Schatten nicht länger als die Körpergröße ist, haben wir den richtigen Winkel der Sonneneinstrahlung, so dass die Vitamin – D – Produktion anlaufen kann. Vitamin D steuert das gesamte Immunsystem.

Omega – 3 – Fettsäuren

Zu den wichtigsten Omega – 3 – Fettsäuren zählen die Eicosapentaensäure „*EPA*", die

Docosahexaensäure „DHA" und die Alpha – Linolensäure „ALA". Beide sind reichlich enthalten in Kaltwasserfischen. Die Ressourcen an Hering, Makrele, Sardine, oder Lachs werden abnehmen; so ist die Herstellung der Nahrungsergänzung aus Algen ein großer Vorteil, da sie pflanzlichen Ursprungs und dazu noch frei von Mikroplastik sind. Diese marinen Omega – 3 – Fettsäuren unterscheiden sich von denen, die z. B. aus Leinöl, Rapsöl oder Sojaöl zur Verfügung stehen. Die Omega – 3 – Fettsäuren EPA und DHA sind bedeutende Bestandteile unserer Nahrung. Beide kann unser Körper nur in geringen Mengen aus Omega – 3 – Fettsäuren (ALA) selbst herstellen. Unvorteilhaft ist es, wenn wir mit der Nahrung Öle oder Fette aufnehmen, die überwiegend Omega – 6 – Fettsäuren enthalten. Sie gehören, ebenso wie die Omega – 3 – Fettsäuren zu den mehrfach ungesättigten Fettsäuren und sind teilweise essenziell (müssen mit der Nahrung zugeführt werden, da der Körper sie nicht selbst herstellen kann). Mehrfach ungesättigte Fettsäuren haben zwei oder mehr Doppelbindungen in ihrer chemischen Struktur. Ob es sich um eine Omega – 3 – Fettsäure oder eine Omega – 6 – Fettsäure handelt, bestimmt die Position der ersten Doppelbindung (Omega-3 = 1. Doppelbindung am 3. Kohlenstoffatom / Omega 6 = 1. Doppelbindung am 6. Kohlenstoffatom). Die wichtigsten Omega – 6 – Fettsäuren sind Linolsäure, Gamma – Linolensäure und Arachidonsäure. Aus der essenziellen Linolsäure kann der Körper die anderen Omega – 6 – Fettsäuren produzieren. Omega – 3 – Fettsäuren und Omega – 6 – Fettsäuren konkurrieren miteinander um den Einbau in die Zellmembran. Als Bestandteil der Zellmembran fungieren sie als eine Art Vorstufe zur Bildung verschiedener Substanzen, durch die z. B. der Blutdruck reguliert wird; oder es werden Wachstums- oder Reparaturprozesse in Gang gesetzt oder sie bewirken, dass die Cholesterin – Konzentration (HDL u. LDL) gesenkt wird. Alpha – Linolensäure kann der Körper zu den vorgenannten Säuren mit der Kurzbezeichnung EPA und DHA umbauen, tut dies allerdings nur im geringen Ausmaß, da der Umbau durch die Anwesenheit der Omega – 6 – Linolsäure gehemmt wird. Omega – 6 – Fettsäuren sind zwar wichtig für die Gesundheit, wirken sich aber in hohen Mengen eher ungünstig aus. Der Abbau der essenziellen Omega – 6 – Fettsäure Linolsäure zu Arachidonsäure und der, der essenziellen Omega – 3 – Fettsäure Alpha – Linolensäure zu Eicosapentaensäure (EPA), benötigt das gleiche Enzymsystem. Aus Arachidonsäure als Bestandteil der Zellmembran werden u. a. Gewebshormone gebaut (Eicosanoide), durch die Radikale zur Abwehr schädlicher Substanzen gebildet werden; dadurch werden aber auch entzündliche Prozesse gefördert und sie wirken gefäßverengend. Gamma – Linolensäure hingegen wirkt antientzündlich. Ist also viel Linolsäure vorhanden, kann entsprechend weniger Alpha – Linolensäure umgebaut werden. Sowohl Arachidonsäure, als auch Eicosapentaensäure sind Ausgangssubstanzen für Gewebshormone (Eicosanoide). Gewebshormone aus Arachidonsäure wirken gefäßverengend und entzündungsfördernd, während Gewebshormone aus Eicosapentaensäure genau das Gegenteil erreichen. Nahrungsergänzungen mit Omega – 3 – Fettsäuren geben Auskunft über den Gehalt an **EPA** und **DHA. Die Aufnahme von 250 mg EPA und DHA täglich ist vollkommen unzureichend.** Wir haben alle einen Omega – 3 – Fettsäurespiegel marinen Ursprungs und könnten gar nicht ohne dem existieren. Auch das richtigen Verhältnis zu den Omega – 6 – Fettsäuren ist wichtig. Beides sind biologisch hochaktive Substanzen, die in der Zellmembran ihre biologische Wirkung entfalten. Wieviel der Körper benötigt, ist vollkommen von Mensch zu Mensch unterschiedlich; jeder hat seinen persönlichen Spiegel. Die Spiegeldefizite führen vor allem in der Schwangerschaft zu erheblichen Problemen, sowohl für das Kind, als auch für die Mutter. Schon vor 40 Jahren hat sich die Forschung mit Omega – 3 – Fettsäuren beschäftigt und seit dem gibt es eine konsistente Entwicklung bis dahin, dass man sagen kann, dass sich die Bedeutung der marinen Omega – 3 – Fettsäure auf dem gleichen Niveau befindet, wie Wasser und Salz. Was es schwierig macht, die richtige Dosis zu finden, ist, dass die Bioverfügbarkeit (Verhältnis der Aufnahmemöglichkeit zur Aufnahmemenge) sehr komplex ist und nicht so ohne weiteres berechenbar ist und sich von Mensch zu Mensch bis zu einem Faktor 13 unterscheiden kann. Und wenn Omega – 3 – Fettsäuren zugeführt werden, ist die Aufnahme fraglich, wenn die Fettverdauung nicht anspringt; und 2 Kapseln im Magen sorgen nicht dafür, dass das in Gang gesetzt wird. Das bedeutet, das man es am besten während einer Mahlzeit zuführt --am besten zur Hauptmahlzeit, wenn die Fettverdauung aktiviert ist *und wenn* *das Essen genügend Fett enthält.* Das kann auch der Grund für einen „schlechten Spiegel" bei Veganern sein. Wenn wir von Omega – 3 – Fettsäuren reden, dann reden wir eigentlich über Komponenten der Zellmembran. Wenn man die Zellmembran verändert, dann modulieren Sie auch die Funktion der Zelle; und zwar nicht nur außen, sondern hin bis in den Kern. Wir wissen ja, dass die Omega – 3 – Fettsäuren auch die Genexpression verändern können. Und die kognitiven Fähigkeiten werden gesteigert, wenn man viel Omega – 3 – Fettsäuren im Gehirn hat. Wir brauchen eine gewisse Menge an Omega – 3 – Fettsäuren in unserem Gehirn. Wir brauchen sie nicht nur als Strukturelement für das Gehirn, sondern wir brauchen sie auch, um die Durchblutung des Gehirns zu regulieren; immerhin bekommt das Gehirn ja 20 % des Blutflusses ab. Und wir brauchen sie auch, um die Entzündungsreaktionen niedrig zu halten. So wissen wir ja, dass die Major Depression eine entzündliche Komponente hat. Menschen mit Major Depression haben Entzündungen in dem Bereich, der für die Stimmungslage verantwortlich ist. Omega – 3 – Fettsäuren haben Einfluss auf die Blutzirkulation bzw. den Blutfluss und auf die Entzündungsreaktionen. Allerdings können Omega – 3 – Fettsäuren, wie sie aus Alpha – Linolensäure entstehen nicht in wesentlichen Mengen dann als Docosahexaensäure (DHA) in die Struktur – Fettsäure des Gehirn verwandelt werden. Nur die marinen Formen (Fischöl / Algen) vermögen dies. Wenn man sich die verschieden Arten der Ernährungsempfehlungen ansieht, wird man feststellen, dass man sich nicht auf eine bestimmte Menge einigen kann. Würde man z. B. eine Supplementation mit 500 mg Omega – 3 – Fettsäure (jeweils als DHA und EPA) pro Tag einsetzen und dafür Leute rekrutieren, die einen niedrigen Spiegel an Omega – 3 – Fettsäure haben, also einen niedrigen sogenannten Omega – 3 – Index, so differiert der Therapie – Effekt mit Blick auf den Einbau in Erythrozyten. Und zwar um den Faktor 13. D. h., jeder Mensch ist unterschiedlich, bei dem einen erfolgt der Einbau mit erhöhter Konzentration und bei dem anderen nicht. Die konservative Ernährungsforschung mag Standards formulieren, die aufgrund zugrunde liegender Aussagen aus Studien stammen, die die Omega – 3 – Fettsäuren wie ein Pharmakon „händelten". In Studien werden Therapieeffekte bestritten. Sie untersuchten den Sachverhalt, indem sie im Studiendisign Omega – 3 – Fettsäuren wie ein Pharmakon untersuchten. Ignoriert wurden die Aspekte der Bioverfügbarkeit und die große Variabilität der Aufnahme zugeführter Omega – 3 – Fettsäuren. Die individuellen Omega – 3 – Fettsäure – Spiegel hätte man zu Beginn der Studien abgleichen und einbeziehen müssen. Die Erythrozyten haben eine niedrige biologische Variabilität, was ihre Fettsäurezusammensetzung angeht. Aussagefähig ist ein Test, der entwickelt wurde und der Biomarker genannt wird, welche den Gehalt an Omega – 3 – Fettsäuren in roten Blutkörperchen anzeigen. Dieser „HS-Omega-3 Index" beschreibt und bestimmt u. a. den Gehalt an Eicosapentaen- und Docosahexaensäure in den Erythrozyten. Es existieren Untersuchungen, die zeigen, dass Vegetarier weniger Herzinfarkte haben. Sie bewegen sich auch mehr. Sie sind in der Regel leichter. Sie rauchen weniger. Sie haben bessere Blutfette. Man stellte allerdings fest, dass Vegetarier in höherem Ausmaß Schlaganfälle.haben. Was darauf hinweist, dass auf anderen Ebenen Defizite bestehen, nämlich ein Defizit an marinen Omega – 3 – Fettsäuren. Im Internet findet man Quellen (z. B. ***spitzen-praevention.com/netzwerkpartner/***), die beschreiben, wie man mit einem Selbsttest, den man zu Hause nutzen kann, den persönlichen Bedarf an Omega – 3 – Fettsäuren feststellen kann. Ansonsten wäre eine Supplementation in Gramm – Bereichen anzuraten, wenn der persönliche Bedarf nicht bekannt ist. Man schätzt, dass unsere Bevölkerung zu ¾ einen zu niedrigen Spiegel hat. Neben der Bedeutung während der Schwangerschaft und für die Herzgesundheit wird ein ausreichender Omega – 3 – Fettsäure – Spiegel ein Leben lang auch für die höheren Gehirnfunktionen eine Rolle spielen, wie z. B. beim Erinnerungsvermögen, beim abstrakten Denkvermögen oder beim Sozialverhalten. Die alleinige Betrachtung von einzelnen Nährstoffen ist zwar zu dem Zweck der Darstellung ihrer Bedeutung wichtig. Das „Gesamtorchester" spielt aber als synergetisches Miteinander eine Rolle. Wir werden älter, aber nicht unbedingt gleichermaßen gesünder. Nun hat das, was wir essen, eine Auswirkung auf die Gesundheit. Allgemein kann man begrüßen, dass Ratgeber zur richtigen Ernährung existieren (z. B. über „ketogene Diät", „Low Carb – Ernährung" oder „Heilfasten"), die zur Gewichtsreduktion führen können. So soll hier das Thema Im nachfolgenden Teil mit den biochemischen Vorgänge in der Körperzelle aufbereitet werden.

Lipoprotein (a)

ist ein Cholesterin. Es besitzt in seinem Aufbau eine große Ähnlichkeit zum LDL – Cholesterin und wird in der Leber gebildet. Er ist der klebrigste Stoff im Körper und gelangt dort hin, wo es bei „Alarm" um Reparieren geht, z. B. in Arterien. Dort kann es eng werden, vor allem, wenn sich an dieser Stelle noch mehr anheftet. Im ungünstigsten Fall entsteht ein Pfropf. Es passiert also etwas in dem Blutgefäß, stört den Blutfluss. Hinzu kann dort eine Entzündung kommen (oft eine Wechselreaktion mit dem Muskelmantel der Arterie). Man könnte z. B. Bioflavonoide nutzen, die man zuführen kann, und damit in der Summe das Lipoprotein (a) reduzieren. Es kann aber dauerhaft nicht unterbunden werden, dass dieser Reparatur – Mechanismus stattfindet. Aber helfen kann Lysin in Synergie mit anderen Zellvitalstoffen. Es wirkt entzündungslindernd und mit anderen Vitalstoffen wird Bindegewebe erhalten; eine sich selbst erfindende Struktur mit dem Bauplan der Natur. Denn „Reparaturrohstoffe" produziert der Körper aus der Nahrung. In diesem Zusammenhang kann man das Vitamin B 6 hervorheben, was zur Ausleitung von Homocystein (manchmal die Ursache für Infarkte bei völlig gesunden Menschen, die keinen Alkohol trinken, Sport treiben und auch nicht fettleibig sind, aber aufgrund genetischer Defekte das Homocystein nicht abbauen können) sehr hilfreich ist. Und bei Autoimmunerkrankungen sollte man den Homocysteinspiegel im Auge behalten. Und auch das Vitamin B 12. Es hat eine große Bedeutung für die Gesunderhaltung, in der Skizze dargestellt als Vitamin, das vor allem dem Zuviel an Stickoxid im Körper entgegenwirkt. Stickstoff raubt den Zellen Energie. Um einen Mangel an Vitamin B 12 sicher festzustellen, sollte man aber im Blut die Stoffwechselprodukte von Vitamin B 12 nachschauen. Allgemein kann man die Empfehlung geben, vor allem tierisches / pflanzliches Eiweiß und Fett reichlich zu konsumieren und die Zufuhr von Kohlenhydraten einzuschränken. Dabei sollte man wissen, dass bei der Verstoffwechslung von Eiweiß Säuren entstehen, die durch das leicht basische Blut nicht zu den Ausscheidungsorganen gelangen können. Ein ausgeglichener Säure / Base - Haushalt stellt sich ein, wenn mithilfe einer Mineralverbindung sich Säuren umwandeln in überwiegend neutrale Bestandteile, damit über das Blut die sauren Abfälle aus dem Körper und vor allem aus dem Bindegewebe (in das der Körper hilfsweise Säuren einlagerte) ausgetragen werden können. Als klassisches Hilfsmittel dienen bestimmte Gemüsesorten und Pflanzen; eine eigene Art der Ernährungsempfehlung beschreibt dies dahingehend, dass man „basisch wirkende" Lebensmittel den Vorzug geben sollte. Wer nicht diese Lebensmittel zur Verfügung hat, möge Kalzium und Magnesium einnehmen, damit der Körper sich nicht damit behelfen muss, die Säuren mit körpereigenen Mineralien in neutrale Verbindungen umzuwandeln, damit sie mit dem Blutstrom „auswandern" können. Bis zu einem gewissen Grad kann das der Körper tun, aber dann wird Osteoporose ein Problem. Lysin, Prolin, N - Acetyl - Glucosamin, Chondroitinsulfat, Bor, Mangan, Magnesium und Kalzium, die das weiche Bindegewebe erhalten, sind Zellvitalstoffe. Die zuvor beschriebenen Kofaktoren und auch Pflanzenstoffe, wie Bioflavonoide, sind es ebenso. Messbare Parameter für ein Ungleichgewicht durch Nährstoffmangel können also Homocystein, Lipoprotein (a), Blutdruck, Cholesterin usw. sein. Da muss man mit seinem Arzt darüber sprechen. Allerdings werden regelmäßig nur bestimmte Parameter im Blutbild gemessen und von der Krankenkasse bezahlt. Der Mangel an Vitalnährstoffen ist gefährlich und kann zu Bluthochdruck und erhöhtem Cholesterinspiegel führen. Die Mediziner geben im guten Glauben Medikamente dagegen. Zumindest Cholesterinsenker werden zu oft eingesetzt und schaden mehr, als sie nützen.

Gerade Diabetiker

sollen ja kohlenhydratreiche Speisen verringern und man empfiehlt ihnen, ihr Gewicht zu reduzieren. Die meisten Menschen verbinden „Abnehmen" mit der Annahme, dass man jetzt alles, was mit Fett und Öl zu tun hat, meiden muss. Diabetiker sollten aber fettreich und eiweißreich essen, jedoch Kohlenhydrate meiden. Eiweiß und Fett gehen über andere Wege in den Zitronensäurezyklus ein und dafür werden nicht die Kofaktoren erforderlich sein, wie sie für

Kohlenhydrate notwendig sind. Eiweiß / Fett stellen die ausreichende Ernährung der Zellen sicher. Trotz fettreicher Kost nehmen die Leute ab. Es ist ein Irrglaube, dass Fett fett macht. Kohlenhydrate machen fett. Dies ist in den USA erkannt. Hier wie dort hat Fastfood als Bestandteil einer Kultur einen hohen Stellenwert. Inzwischen ist auch in den USA der Trend „low carb" (wenig Kohlenhydrate) bemerkbar. Schneidet man Kohlenhydrate ab und isst man zusätzlich zu wenig Eiweiß (Fleisch / Fisch, vielleicht nur noch 2 mal die Woche in kleinen Mengen, weil man sich sorgt, dass der Harnsäurespiegel steigt) und meidet man dann noch Fette und Öle, so bringt man die Körperzellen in Schwierigkeiten, weil „Brennstoff" fehlt für die Energie, die Zellen zum Leben brauchen (siehe Mitochondrien). Nährstoffmangel hat auf Dauer die Folge, dass sich weitere Krankheitsbilder zeigen.

Fette und hoher Cholesterinspiegel

Der Körper braucht Fett zum Überleben. Ohne verschiedene Fette können unsere Zellen nicht funktionieren. Ohne Fett könnten wir wichtige Vitamine gar nicht aufnehmen. Der Körper stellt selbst Cholesterin her. Ein lebensnotwendiger Stoff und eine fetthaltige Substanz, die wichtig ist für das Immunsystem, für das Gehirn und zur Stressabwehr. Es gibt verschiedene Sorten. Das HDL - Cholesterin ist wie ein Putztrupp unterwegs. Es sammelt überschüssiges Fett im Blut ein. Das LDL - Cholesterin ist der Lieferant, der das Cholesterin in die Zellen bringt, damit sie arbeiten können. Es gilt als ausgemacht, dass das LDL immer schädlich ist. Es finden sich aber klare Unterschiede beim LDL. Richtig daran ist, dass gesättigte Fettsäuren aus dem Essen das LDL - Cholesterin im Blut erhöhen können. Ob es wirklich schädlich ist, ist alles andere als klar. Der Körper stellt div. unterschiedliche LDL - Gebilde her --kleine fettarme bis große fettreiche, wobei die kleinen eher gefährlich werden, die größeren dagegen harmlos sind. Und die kleinen entstehen überwiegend, wenn der vorher aufgenommene Nahrungsmix aus sehr viel Kohlenhydraten bestand. Grundsätzlich bestehen Fette und Öle aus sogenannten Triglyceriden. Und die wiederum können wir uns schematisch vorstellen wie ein dreizackiger Kamm, bestehend aus einem Glycerinmolekül (ein dreiwertiger „Alkohol") und an dieses Glycerinmölekül sind dann drei Fettsäuren gebunden. Wie haben wir uns nun diese Fettsäuren vorzustellen? Sie sind aufgebaut aus einer Kohlenstoffkette mit ganz vielen Kohlenstoffatomen hintereinander; und zwei dieser Kohlenstoffatome halten sich bei den gesättigten Fettsäuren über eine Bindung fest, die anderen Bindungen sind durch Wasserstoff abgesättigt. Bei den ungesättigten Fettsäuren haben wir 2 Wasserstoffatome weniger und zwischen den beiden Kohlenstoffatomen haben wir dann eine Doppelbindung vorliegen, d. h. die Kohlenstoffatome halten sich mit zwei Bindungen fest. Die Einfach- und Doppelbindungen entscheiden darüber, wie ein Fett im Körper wirkt. Gesättigte Fettsäuren schreibt man das Auslösen von Herz- und Kreislauferkrankungen zu, weil sie das Cholesterin im Blut erhöhen. Ungesättigte Fettsäuren gelten als gesund, weil sie den Cholesterinspiegel senken. Doppelbindungen machen ein Fett flüssig. Aber auch empfindlich und wenig haltbar --ein Problem für die Industrie. Mit festen Fetten lässt sich besser arbeiten. Man kann aber die flüssigen Öle in feste umwandeln, wobei dann diese *Transfette* entstehen. Diese künstlich gehärteten Fette sind ungesund, weil der Körper sie nicht erkennt. Sie können tatsächlich die Gefäße schädigen. Tierisches Fett hat einen schlechten Ruf, obwohl es in etwa zu 70 % aus ungesättigten Fettsäuren besteht. Man darf ruhig auch mal Schmalz ohne Reue essen. Einen guten Ruf haben Kaltwasserfische. Ihr Fett enthält die mehrfach ungesättigten Omega - 3 - Fettsäuren, die nach allgemeiner Auffassung Entzündungen hemmen und die Gefäße schützen. Im Detail aber senken diese wertvollen Omega - 3 - Fettsäuren den Cholesteringehalt im Körper nicht. Fischfette senken den Triglyceridspiegel. Ein erhöhter Cholesterinspiegel zeigt eine Ursache an, weshalb der Körper mit einer Erhöhung reagiert. Der Körper macht aber nichts, um sich selbst zu schaden. Die Erhöhung des Cholesterins ist ein Schutzmechanismus.

Ein Gedankensprung zu den Mitochondrien

Mitochondrien sind von einer Doppelmembran umschlossene Organellen in Eukaryontenzellen mit einem Durchmesser von 0,5 bis 1,5 µm. Sie haben eine hohe Dynamik, sind in einem funktionellen Netzwerk verbunden, in dem Fusion und Teilung stattfindet. Und in jeder Körperzelle sollte es davon zwischen 500 und 2000 geben. Je nach Leistungsniveau auch mehr. Es gibt Zellen, die einen höheren Energiebedarf haben. Oft werden sie bildlich in der Zelle als bohnenförmiges Etwas dargestellt. Mitochondrien haben ein eigenes Genom, welches mütterlicherseits vererbt wird. Und sie sind also in der Eizelle der Frau in Hülle und Fülle vorhanden. Die Mitochondrien des männlichen Partners gelangen bei der Vereinigung nicht in die Eizelle und werden nicht an den Nachwuchs weitergegeben. Man geht davon aus, dass sie sich entwicklungsgeschichtlich als sogenannte Endosymbionten aus Proteobakterien entwickelt haben. Sie sind „Chef" in der Zelle und steuern die wesentlichen Funktionen. Sind die Mitochondrien fit, ist die Zelle fit. Ist dies nicht der Fall, kann die Körperzelle auf **anaerobe Glykolyse** umstellen (ein *„Notstrom" - Zustand*; man sagt auch, dass die *Zellgärung* stattfindet). Wie in der Skizze beschrieben, entsteht dann nicht Pyruvat, sondern Laktat (Milchsäure). Und in dieser sauren Umgebung würden sich Krebszellen wohl fühlen.

Vorgriff auf die Bedeutung „ATP":

Bei der ATP - Bilanz haben wir bei gärenden Zellen nur 2 ATP - Anteile aus einem Glucosemolekül gewonnen und bei der aeroben Glykolyse sind es etwa 36 bis 38 ATP - Anteile). ATP ist eine energiereiche Substanz als Energiehauptspeicher der Zellen und steht als Abkürzung für Adenosintriphosphat --Bindung von Adenosin und drei Phosphatgruppen.Vereinfacht ausgedrückt ist ATP das Produkt, wenn „biologischer Wasserstoff" mit dem Sauerstoff, der in jeder Körperzelle vorhanden ist, reagiert

Bei den Mitochondrien

geht es um Energiegewinnung in Form des ATP. Die DNA der Mitochondrien haben eine 10 mal höhere Mutationsrate, da sie sehr ungeschützt sind. Und die Reparaturenzyme sind weniger ausgeprägt. Sie sind also gefährdet durch reaktive Sauerstoffspezies. Sie sind als ATP - Produzenten die Kraftwerke der Zelle; sie beinhalten den Citrat - Zyklus (Zitronensäurezyklus), der ein Teil der Zellatmungskette ist, genauso wie den Aminosäure- und Fettsäuremetabolismus. Der Vollständigkeit halber: Sie sind beteiligt an der Synthese von Eisen-Schwefel - Clustern; z. B. Häm-Synthese. Sie sind ein Calcium - Puffer für die Zelle, sind beteiligt am Steroidmetabolismus und spielen eine zentrale Rolle bei der Apoptose (genetisch programmierter Zelltod); sie besitzen also den Schalter, der die Zelle in die Apoptose führt. Man kann sich die Mitochondrien als aufgefalteten Strang vorstellen, auf dessen Innenmembran die Atmungsketten sind, bestehend aus Trupps, wobei jeweils 1 Trupp aus 5 Komplexen besteht, die mit vielen „Baustoffen" im sogenannten Zitronensäurezyklus aus 1 Molekül 36 ATP - Einheiten erzeugen. Die Atmungskette ist ja quasi der letzte Schritt der Zellatmung (also vorher Glykolyse, dann Citratzyklus und dann die Atmungskette); eine Elektronentransportkette mit verschiedenen, insgesamt 5 Komplexen. In den Komplexen 1 – 4 findet ein Protonentransport aus der Matrix in den Membranzwischenraum statt. Dort findet sich also ein Konzentrationsunterschied an hydratisierten H+ - Ionen. Einfach ausgedrückt: das Ungleichgewicht von Protonen erzeugt Energie. Es ist im Grunde genommen eine Elektronen - Transportkette zwischen innerer und äußerer Mitochondrienmembran, was zur Protonenansammlung innerhalb des Membranzwischenraums führt. Da finden einfach biochemische Redox - Reaktionen statt, die dann über den letzten Schritt, der ATP - Synthase zu Energie führen werden; das heißt: die Energie des dabei entstehenden elektrochemischen Protonengradienten wird zur ATP - Bildung genutzt. Es entstehen bei diesem Vorgang Freie Radikale, weil den Atomen ein Elektron fehlt, welches sie aus der Umgebung ersetzten müssen

--hier durch Glutathion, das ein Elektron zur Neutralisierung hergibt. Da Glutathion der Körper aus den Aminosäuren Glutaminsäure, Cystein und Glycin herstellt, sollte man als Nahrungsergänzung N - Acetyl - Cystein einnehmen. Die Glutathionproduktion in der Leber kann durch Acetyl - Cystein stimuliert werden. Über mehrere Schritte fängt Glutathion auch Superoxiradikale ein, die bei der Methämoglobinbildung (nicht zum Sauerstofftransport fähiger roter Blutfarbstoff) entstehen. Glutathion wird in fast allen Zellen in hoher Konzentration benötigt. Daher ist gerade bei Erkrankungen, wie z. B. bei Mukoviszidose das Messen des Glutathionspiegels angebracht (u. a. wichtig für die Entgiftung oder Enzymsystemoptimierung usw.). Glutathion könnte man dann zuführen. Für die Energiegewinnung sind noch weitere mitotrope Substanzen wie Thiamin (Vitamin B 1), Riboflavin (Vitamin B 2), Niacinamid (Vitamin B 3), Magnesium, Eisen, Kupfer, Schwefel, Alpha - Liponsäure und Omega - 3 - Fettsäuren beteiligt. In div. Bilddarstellungen zur Atmungskette liest man Begriffe, wie **NADH, Ubiquinon bzw. Co - Enzym Q 10**; und diese Stoffe kann man als Nahrungsergänzung kaufen. NADH steht als Abkürzung für Nicotinamidadenindinukleotid. NADH ist ein Coenzym, das formal ein Hydridion überträgt und an zahlreichen Redoxreaktionen des Stoffwechsels der Zelle beteiligt ist. Einfach ausgedrückt ist es ein **„biologischer Wasserstoff"**, der mit dem Sauerstoff, der in jeder Zelle vorhanden ist, reagiert, um im Endeffekt Wasser und Energie in Form einer Substanz namens ATP zu produzieren. Den 1. Komplex der Atmungskette kann man mit der Überschrift „NADH-Dehydrogenase" versehen. Hier wird, einfach ausgedrückt, Wasserstoff auf Ubiquinon, die "Sammelstelle" für aufgenommene Elektronen, übertragen. Ubiquinon nennt man auch Co - Enzym Q 10. Und „Q 10" dürfte den meisten Menschen hinlänglich als Anti - Aging - Mittel bekannt sein (Schreibweise auch Coenzym Q 10). Ein Vitaminoid und ein fettlösliches Molekül, dass in seiner Struktur dem Vitamin K und dem Vitamin E ähnelt. Mich erreichen in diesem Zusammenhang immer wieder Nachrichten, wobei krebskranke Menschen NADH als Nahrungsergänzung (hier: NADH rapid als sublinguale Einnahmen) als hilfreich beschreiben unter einer „Chemo". Wieder andere sehen NADH als Alternative zur Chemotherapie. Früher dachte man, dass NADH von außen zugeführt, nicht in die Atmungskette gelangt. Mittlerweile konnte man aber eine bis zu 30 % - ige höhere Energieausbeute unter NADH - Gabe nachweisen. Ärzte empfehlen bzw. verschreiben zu Recht Co - Enzym Q 10 und NADH, um die Mitochondrien wieder fit zu machen. Das Coenzym Q 10 ist eine vitaminähnliche, fettlösliche Substanz, die in den zwei Formen Q 10 Ubiquinol und Q 10 Ubiquinon vorkommt. Das Coenzym ist eine körpereigene Substanz, die teilweise über die Nahrung aufgenommen wird, teilweise vom Körper selber produziert wird. In verschiedenen Nahrungsmitteln ist das Coenzym in Form von Ubiquinon und Ubiquinol zu gleichen Teilen vorhanden (differierte Schreibweise „Ubichinol / Ubichinon" möglich). Eine effiziente ATP - Synthese kann nur dann zustande kommen, wenn der gesamte Ablauf der Atmungskette ordnungsgemäß funktioniert. Das ist deshalb wichtig, weil ATP dahingehend natürlich der beste Marker ist, die Mitochondrienfunktion darzustellen. Krankheitsverläufe stehen im Zusammenhang mit der ausbleibenden Energiegewinnung in der Zelle.

Es gibt den Begriff der **Mitochondriopathie,**

die Störungen von allen an der Energiegewinnung beteiligten Enzyme beschreibt, die Atmungskettendefekte, die Defekte der Pyruvat - Oxidation, die Defekte des Citratzyklus und auch des mitochondrialen oder zellulären Fettstoffwechsels. Betroffen sind natürlich Gewebe bzw. Organe mit sehr hohem Stoffwechsel. Das sind Teile des Gehirns, sowie das Herz, die Leber und die Lunge, die Muskel- und Nervengewebe im Allgemeinen, der Verdauungstrakt, aber auch die aktivierten Immunzellen gehören dazu. Sekundäre (erworbene) Mitochondriopathien können unter Berücksichtigung der individuellen Empfindlichkeit aus der *genetischen Herkunft* und *unter Berücksichtigung des Alters* verursacht werden durch: Xenobiotikaexpositionen (das können Lösemittel, Halogenkohlenwasserstoffe, nitratvolle Lebensmittel, Pestizide, nitrose Gase, oder Schwermetalle sein), bestimmte Medikamente allgemein oder als Mixtur, Medikamente, die

Stickoxide indizieren, Magensäure- bzw. Protonenpumpenhemmer, einige Antibiotika, NSAR (nichtsteroidale Antirheumatikum) u. Analgetika (Schmerzmittel), Fibrate (Gruppe der Mittel zur Behandlung von Blutfetten) und Antidiabetika, Potenzmittel, Antiarrhythmika, Infektionen, Psychostress oder Impfungen. Wie zahlreiche Reportagen zu Antibiotika, Schwermetalle, Lösemittel, Schimmelpilze, Amalgam, Bisphenol, Zuckergehalt in Lebensmittel usw. uns vor Augen führen, sorgen die Auswirkungen einer modernen, umweltgeprägten, zivilisierten, auf Konsum ausgerichteten Lebensweise, dafür, dass wir unsere Nährstoffreserven --vor allem Vitamine-- zur Behebung von den Folgen dieser Einflüsse und Eingriffe aufbrauchen. Und mit zunehmendem Alter wird es dann noch schwieriger unter der unübersichtlichen Gabe von Medizin. Ich rate dazu, sich vertrauensvoll mit dem Hausarzt diesen Medikamentenmix anzusehen; es würde auch Sinn machen, die Frage um medizinisch verursachten Nährstoffmangel zu erörtern. Durch diese Fragestellungen sind zumindest die Ärzte gefordert, sich mit Nährstoffzufuhr zu beschäftigen. Das Leben hängt schließlich davon ab, dass Milliarden unserer Mitochondrien fortwährend die Grundlagen zur Energiegewinnung bekommen. Und der Begriff „Zellvitalstoffe" beschreibt, dass die optimale Funktion durch Vitamine, Vitaminoide, Mineralstoffe, Spurenelemente, Aminosäuren und ein breites Spektrum bioaktiver Pflanzenstoffe im Stoffwechselgeschehen wichtige Aufgaben erfüllen. Hier sind also auch Flavonoide zu nennen, die in vielen Nahrungsergänzungen einzeln oder als Bioflavonoid - Komplex auch in Multipräparaten enthalten sind. Der „Zellvital" - Begriff beschreibt natürlich das Bereitstellen von Bioenergie, Aufbau und Stabilisierung von Bindegewebe, Schutz der Zellen vor Schäden durch freie Radikale und es soll der optimale Ablauf aller Stoffwechselprozesse inner- und außerhalb der Zellen gefördert und die Bausteine für die vom Körper indizierten biochemischen Vorgänge geliefert werden. Das ist die Grundlage der Zellular Medizin. Und Erkenntnisse aus der Zellular Medizin werden nicht sehr ernst genommen. Es dauert halt Jahrzehnte, bis sich neue Erkenntnisse, die man zunächst ablehnt, teilweise in Frage stellt, irgendwann versuchsweise erfolgreich anwendet, bis es im (medizinischen) Alltag kultivierbar Beachtung findet. In diesem Zusammenhang kann ich mir vorstellen, dass viele entzündliche Prozesse im Darm (als erste Abwehrinstanz mit den entsprechenden Krankheitsbildern) abnehmen würden durch die Sicherstellung einer guten Zellvitalstoffversorgung in Verbindung mit der blutgruppengerechten Nahrung. Und wir dürfen nicht vergessen, dass eine vitale Darmflora ungeheuer wichtig ist. Betrachtet man die Probleme, die sich aufgrund „schlechter" Blutgefäße zeigen, die Probleme um Allergien und Darmprobleme, so werden die meisten Menschen mit mindestens einem Bereich ihre Erfahrung gemacht haben. Ich vermute, dass Jeder schon mal skeptisch bestimmte Nahrungsmittel als Ursache für sein „Unwohlsein" verdächtigt hatte. Ich will vorsichtig die Behauptung aufstellen, dass Panikmache auch den Bedarf nach Vorsorge durch Bereitstellen von Impfstoffen hervorruft (und dass es ein gutes Geschäft sein kann). Nichts dagegen einzuwenden, wenn man nicht Gifte in Form von Aluminium oder Quecksilberverbindungen als sogenannte Wirkbeschleuniger hinzufügen würde. Natürlich lässt man Kinder durchimpfen; allerdings befürworte ich nicht die vorsorgliche Grippeschutzimpfung und die HPV - Impfung aus Verhältniskeitsabwägungen heraus hinsichtlich der möglichen gesundheitlichen Folgen. Studien zeigen, dass Aluminium – Adjuvantien in HPV – Impfstoffen überhaupt keine Immunantwort anzeigen. Was wäre, wenn sich herausstellen würde, dass Viren auch zur Ausbreitung im Körper Enzyme ähnlich der Kollagenase benutzen; und dass hier auch Zellvitalstoffe zur Verfügung stehen, die dem entgegenwirken können? Und das konnte bewiesen werden. In der Praxis helfen diese vitalstärkende Mittel bei der Virenabwehr sehr deutlich. Ich weiß, dass antiretrovirale (ARV - Präparate) Medizin für AIDS - Erkrankte wie ein Zellgift wirkt, welches auch im Knochenmark wirksam ist. Nebenwirkungen sind schwer; u. a. am Produktionsort von Immunzellen. Ich kann mir vorstellen, wie aufgrund dessen weitere Infektionskrankheiten vorprogrammiert sind. Obwohl diese Medizin tatsächlich nachweislich lebensverlängernd wirkt, muss man sich auf ein Leben mit erheblichen Nebenwirkungen einstellen und es ist der ärztlichen Kunst zu überlassen, ob hier die Einnahme von Zellvitalstoffen hilfreich sein kann; wenn man vorsichtig vorgeht. Man verabreicht zunächst Lysin und andere Aminosäuren mit einigen Zusätzen, die man *später* mit Nährstoffen zum Aufbau des weichen und harten Bindegewebes ergänzt.

Bei Autoimmunkrankheiten sollte man ebenso vorsichtig vorgehen und die zusätzlichen Nährstoffgaben später dann schrittweise hinzufügen, um eine Verbesserung behutsam zu erreichen. Weiterhin möge man sich bezüglich einer hochdosierten Vitamin – D – Zufuhr nach dem „Coimbra – Protokoll" unter
https://youtu.be/4orV6qtc_6s (Teil 1) und   https://youtu.be/3zXpKT0APwg (Teil 2) interessieren. Dr. Dirk Lemke zeigt in den Videos, insbesondere bei MS – Erkrankungen, ausführlich und verständlich, wie Vitamin D gerade den Weg ebnet, die genetischen Vorlagen wieder zu erschließen, damit das Immunsystem die Informationen zurückerlangt, um „Freund und Feind" zu unterscheiden. Dies ist jetzt sehr verkürzt und „flach" zusammengefasst. Eine weitgehende Erörterung zum Coimbra – Protokoll würde den Rahmen dieses Ratgebers sprengen.

Ernährung hat Auswirkungen auf unsere Körperfunktionen

Diabetiker sollten fettreich und eiweißreich essen, jedoch Kohlenhydrate meiden. Eiweiß und Fett gehen über andere Wege in den Zitronensäurezyklus und stellen die ausreichende Ernährung der Zelle sicher. Trotz fettreicher Kost nehmen die Leute ab. Es ist ein Irrglaube, dass Fett fett macht. Kohlenhydrate machen fett. Dies ist in den USA erkannt, wo Übergewicht ein großes Problem ist. Neuerdings isst man dort fettreich und eiweißreich, aber kohlenhydratarm. Nährstoffe sind Substanzen, die für die Aufrechterhaltung normaler Körperfunktionen unentbehrlich sind. Die vom Menschen aufgenommenen Nahrungsmittel müssen (neben Wasser und Sauerstoff), Substanzen in ausreichender Menge enthalten. Diese mit der Nahrung aufgenommenen Stoffe werden vom Organismus in lebenserhaltende Stoffe umgewandelt. Zu den wichtigsten Nährstoffen zählen Kohlenhydrate, Fette (Lipide) und Proteine (Eiweiße), Vitamine, Mineralstoffe, sowie Sauerstoff und Wasser. Vom Körper aufgenommene Nährstoffe werden durch Stoffwechselvorgänge in Energie umgewandelt, die als Wärmeeinheit »Kalorie« (Joule) definiert ist. Die aus den einzelnen Nährstoffen gewonnenen Energiemengen sind unterschiedlich. So liefert beispielsweise 1 g Protein 4 Kalorien, 1 g Kohlenhydrate gleichfalls 4 Kalorien und 1 g Fett etwas mehr als 9 Kalorien. Im Großen und Ganzen unterscheidet man zwischen sechs Kategorien von Nährstoffen: Proteine, Kohlenhydrate, Fette, Ballaststoffe sowie Vitamine und Mineralstoffe / Spurenelemente. Ehe wir uns aber mit dem individuellen, blutgruppenspezifischen Nährstoffbedarf befassen, zunächst ein kurzer Blick auf die Funktionen dieser Nährstoffe. Jede einzelne Zelle des menschlichen Körpers enthält Protein, und via Nahrung zugeführtes Protein sorgt für den notwendigen Nachschub. Proteine, für Gewebewachstum und -erneuerung unentbehrlich, sind aus chemischen Verbindungen, den sogenannten Aminosäuren, aufgebaut. 13 der 22 Aminosäuren kann der Organismus selbst bilden; die restlichen 9, als essentiell bezeichneten Aminosäuren hingegen müssen ihm über die Nahrung zugeführt werden. In tierischen Nahrungsmitteln findet sich vollständiges Protein; das heißt, sie enthalten alle für die Gesunderhaltung des Organismus notwendigen essentiellen Aminosäuren in ausreichender Menge. Pflanzliches Eiweiß ist unvollständig und muss zur Deckung des Aminosäurebedarfs mit dem Protein aus vielerlei verschiedenen Pflanzen kombiniert werden. Im Eiweißanteil bestimmter Nahrungsmittel (beispielsweise Hülsenfrüchte, wie Linsen sind für Blutgruppe -0- nicht bekömmlich, für -A- sehr bekömmlich; oder Meerestiere, wie Seezunge ist für Blutgruppe -A- nicht förderlich für -0- jedoch zu empfehlen) finden sich jene Lectine, die blutgruppenspezifisch *Verklumpungen (Agglutination)* verursachen können; und daraus erklärt sich die Unterschiedlichkeit der für die einzelnen Blutgruppen optimalen Proteinlieferanten. Proteine werden nicht in reiner Form, sondern mit der Nahrung in Verbindung mit anderen Nährstoffen aufgenommen. Ein Stück Fleisch beispielsweise könnte einen Fettanteil von 20 Prozent haben. Bei der Berechnung der zugeführten Eiweißmenge müssen also das Fett und andere Nahrungsbestandteile abgezogen werden, wenn man in Kilokalorien rechnet. Die Grundregeln für die Ernährung können nicht für alle Menschen zugleich gelten, schließlich gibt es 4 Blutgruppen --und jede reagiert anders auf Nahrung und Medizin. Johanniskraut gegen Depressionen wird bei Menschen mit Blutgruppe -0- der Lectine wegen nicht wirken. Die Lectine der Grünlippmuschel hingegen stehen der Verwertung als Nahrungsergänzung für Menschen mit Blutgruppe -0- aber nicht im Wege, sind aber für die anderen Blutgruppen nicht so geeignet (Miesmuschelart, soll bei Arthritis u. ä. hilfreich sein).

Blutgruppen und Lectine

Im Blut befinden sich nicht nur Nährstoffe, Blutplättchen, Zellen oder Plasma, sondern auch Viren oder Bakterien, Parasiten oder Mikroben. Und sowohl Keime, wie auch das eigene Immunsystem, benutzen Lectine. So setzen sich z. B. Viren oder Bakterien mit Hilfe der Lectine an einer Schleimhaut fest. Oder Lectine in unserer Galle fischen Bakterien und Mikroben aus den Gallengängen. Das sind natürlich hier mit einfachen Worten dargestellt sehr komplexe Vorgänge. Wenn ich nicht weiter auf die Antigene, Antikörper bzw. deren spezifische Blutgruppeneigenschaften eingehe, so soll an dieser Stelle nur gesagt sein, dass die stärksten Antikörper die Fähigkeit besitzen, die Zelle einer anderen Blutgruppe zu *agglutinieren*. Wenn ich jetzt die Grundbehauptung der Blutgruppenernährung formuliere, dass die Lectine aus Lebensmittel sich auf unser Blut auswirken, mag sich das unglaublich anhören. Nahrungs - Lectine sind Eiweißverbindungen und sind so gut wie nie lebensbedrohlich. Sie können jedoch Ursache für krankmachende Beschwerden sein, die nicht immer harmlos sind. Die meisten gelangen gar nicht in den Körper. Ein geringer Teil wirkt sich eingangs der ersten Abwehrinstanzen im Darm aus --kann dort beispielsweise die Schleimhaut schädigen oder reizen. Noch weniger gelangen weiter in den Körper, wo div. Lectine auch verschiedene Organe oder Systeme beeinflussen. Dass jetzt ein Lebensmittel die Blutkörperchen einer Blutgruppe verklumpt, während genau die gleiche Nahrung bei der anderen Blutgruppe eine positive (fast medizinische) Auswirkung hat, mag jeder daran feststellen, dass Essen jeweils unterschiedlich vertragen wird, wie auch jeder anders auf eine Medizin anspricht. Lectine werden die Medizin ohnehin immer beschäftigen. Sie könnten in der Krebsforschung Beachtung finden, um veränderte Zellen zu markieren, damit sie für die Immunabwehr sichtbar werden. Sie werden schon verwendet, da sie als Sonden eingesetzt, Marker anzeigen --spezifische Antigene auf der Oberfläche von Krebszellen. Maligne Zellen haben größere Mengen Zuckermoleküle eingebaut in der Oberfläche der Zellhaut. Ein blutgruppenspezifisch gefundenes Lectin könnte in Wechselwirkung treten, da diese Zellen empfindlicher gegen die agglutinierende („verklumpende") Einwirkung eines Lectins reagieren. In etwa kann man das durch einfache Lebensmittel nachvollziehen, mit denen man sich gezielt „vergiften" kann. So beschreibt Dr. D´Adamo, dass Menschen mit Blutgruppe -A- und -AB- zu diesem Zweck hin und wieder zur Vorbeugung Weinbergschnecken essen sollten. Frauen der Blutgruppen -A- und -AB-, deren Verwandte krebskrank waren, könnten sich mit der Schnecke „*Helix pomatia*" vorsorglich ein Lectin zuführen, aufgrund dessen mutierte Zellen der zwei verbreitetsten Brustkrebsarten verklumpt werden könnten. Diese Agglutination führt dazu, dass das Immunsystem die entarteten Zellen erkennt; oder manchmal zerstören sich diese Zellen selbst. Dr. D´Adamo hat dies quasi erfunden, basierend auf den Auswertungen der Erfahrungen seines Vaters als Arzt während seiner Tätigkeit (auch in Deutschland) und seiner weitergehenden eigenen praktischen Tätigkeit ebenso als Mediziner. Dank seiner akribischen Forschung auf dem Gebiet der Blutgruppenernährung ließen sich Ergebnisse mit einfachsten Ernährungsempfehlungen erzielen, die für sich sprechen. Vielleicht erfindet ja bald Jemand Weinbergschnecken - Pillen und bietet sie als Nahrungsergänzungsvergiftung an. Spaß beiseite: Die auf Blutgruppen gemünzten Nahrungsergänzungen, die aus Pflanzen und Tieren gewonnen werden, haben nichts mit Zellvitalstoffen (als dem Körper bekannte Mikronährstoffe) zu tun. Als Nahrungsergänzung können sie etwa *inaktivierte Hefemelasse* kaufen, um sie als „Vitamin B - Bomben" in Soßen oder Salaten zu verwenden. Mit solchen Hilfsmitteln, direkt ins Essen gegeben, ist es durchaus möglich, eine Mahlzeit aufzuwerten. Andere hergeleitete Nahrungsergänzungen wenden sich direkt einem Heilziel zu. So das ägyptische Schwarzkümmelöl, dass die Immunüberreaktion regulieren soll. Ich persönlich bin ein Fan von „Silberwasser" als natürliches Antibiotikum. Früher war es verwendet worden und wurde mit Erfindung des Antibiotikums vergessen. Im Mittelalter benutzte man den zerriebenen Amethyst als Mittel gegen die Trunksucht. Das ist natürlich ein Scherz, wenn man ernsthaft heutzutage solche Dinge vorschlagen würde. Nahrungsergänzungen in Pillenform, die aufgrund ihrer Agglutinationseigenschaften nützlich sein könnten, müssen wir noch erfinden.

Zellvitalstoffe

Die Blutgruppenernährung selbst hat im engeren Sinn nichts mit Zellvitalstoffen zu tun. Jeder Mensch braucht Zellvitalstoffe. Gleichgültig, welche Blutgruppe jemand hat. Und diese Nährstoffe sind dem Körper bekannte „Grundstoffe" und Jedermann zuträglich. Man reagiert darauf nicht allergisch. Natürlich würde die Einnahme einer zu hohen Dosis an Vitamin C Jemanden vielleicht an die „Durchfallgrenze" führen. Dennoch wird ein Zuviel an dem Nährstoff - Vitamin nicht Schaden anrichten. Es wird ausgeschieden. Bei Gallensteinen hat sich die Einnahme von 2 g Vitamin C morgens und abends bewährt. Sie können sich dann auflösen. Übrigens, kennen Sie noch *Rotbäckchen?* In der Werbung hieß es: „...macht Appetit und rote Bäckchen". Erfunden von den Brüdern Lauffs, denen die blassen Nachkriegskinder auffielen. Sie ersannen eine Saftkomposition mit Honig und setzten Eisen (Eisen-II-Glucomat) zu. Zellvitalstoffe vor 50 Jahren. Wer hätte das gedacht? Für Vitamine und Mineralien gelten Höchstgrenzen. Bei Überschreitung wäre es als Medikament anzusehen. Für die Hersteller sind daher keine Verkaufsoptionen in Deutschland gestattet. Für Vitamine und Mineralien als Nahrungsergänzung, gleichgültig, woraus sie hergestellt wurden, ist das nicht der Fall, wenn die empfohlene Höchstmenge eingehalten wird. Grundsätzlich stehen die Grenzen der Tageshöchstdosis der Wirksamkeit der Zellular Medizin im Wege. Natürlich kann man z. B. Vitamin A überdosieren. Und es würde schaden. Es sind also einzelne „Stoffe", die man sich nicht selbst besorgen und in willkürlichen Mengen einnehmen darf. Hier ist immer ärztlicher Rat angebracht. Überdosierungen von Mineralien sind auch möglich und daneben ist auch noch zu berücksichtigen, dass bei Mineralien ein Zuviel des einen Minerals, einen Mangel des anderen hervorrufen könnte. Daher sollte man sich davor hüten, bei Multi - Vitamin - Präparaten, die ja neben Vitamine auch Mineralstoffe und Spurenelemente enthalten, die eingenommene Anzahl der Pillen so weit zu erhöhen, um einen bestimmten Gehalt eines Vitamins zu erreichen. Dabei würden auch die Mineralien / Spurenelemente überdosiert sein. Es sind mir mein Leben lang aber unglaublich viele Märchen in Hinblick auf Überdosierungen begegnet; und offenbar warnt Jeder automatisch --wie programmiert. Manche Ärzte verblüffen mich mit ihrem Wissen um Mineralien und Vitaminen und geben mir ein Rätsel auf, warum sie dieses Wissen nicht nutzend umsetzen in Rat und Tat für die Patienten. Nun können Mineralien, wie Kupfer und Mangan, Antioxidantien sein, welche die Körperzellen und das Gewebe vor „Freie Radikale" schützen. Kupfer kann auch das Abwehrsystem stärken. Nur kann man nie Erkenntnisse derart daraus gewinnen, um den Rückschluss zu ziehen, dass die alleinige Gabe eines Minerals nützlich sein würde. Hinzu kommt, dass man Kupfer Kindern und Jugendlichen nicht verabreichen sollte mit Blick auf ein Vermeiden einer Überdosierung. Auch Zink könnte der Apoptose (programmierter Zelltod) gut entgegenwirken. Wäre aber kontraproduktiv bei einer Krebstherapie. Für andere Vitalstoffe muss das so nicht grundsätzlich stehen: EGCG (Epigallo-Catechin-Gallat) ist ein pflanzlicher Wirkstoff aus der Gruppe der Flavonoide und wirkt als wichtiger Bestandteil im Grünen Tee. Seit der Sendung „Hobbythek" mit Jean Pütz weiß man, dass Grüner Tee als vorbeugendes Mittel hinsichtlich Krebs zu empfehlen ist.

Blutgruppe und Zellvitalstoffe

Das Gemeinsame ist, dass synergetisch eingesetzte Zellvitalstoffe keine Nebenwirkungen haben, auch bei höherer Dosierung, als in Deutschland erlaubt. Und die Blutgruppenernährung kann auch keine Allergien erzeugen und ist ebenso nebenwirkungsfrei. Bei Nahrungsmitteln, die eine Blutgruppe bevorzugt, dürften allergische Reaktionen so gut wie nie vorkommen. Die ganzen

Regeln, die Fachleute in Hinblick auf ihre umfangreiche Ausbildung als Ernährungsberater aufstellen, können demzufolge auch nicht für absolute Richtigkeit stehen, da jede Blutgruppe ihre eigene Nahrung hat. Auch, wenn es sehr viele Lebensmittel gibt, die alle Blutgruppen gleichermaßen vertragen. Mit einfachsten Worten dargestellt beschreibt Blutgruppe -B- den Milchtrinker; und Blutgruppe -A- beschreibt den Menschentyp, der landwirtschaftliches Getreide bevorzugt; und die frühen Menschen als Fleischesser hatten alle nur die eine vorhandene Blutgruppe, nämlich -0-, aus denen sich durch Nahrungsdruck die anderen Blutgruppen entwickelten. Für mich spielt es keine Rolle, ob die Entwicklung der Blutgruppen so stattfand und wieso es unterschiedliche 4 Blutgruppen gibt. Die Überprüfung auf die Wirksamkeit hinsichtlich der jeweils zuträglichen Nahrung kann Jeder versuchsweise an sich selbst nachvollziehen. Genauso habe ich die für mich günstigen Nahrungsmittel eingekauft und irgendwie verarbeitet. Das waren teilweise mir gänzlich unbekannte Lebensmittel, von denen ich auch nicht wusste, wie sie zuzubereiten sind. Auf diese Art und Weise habe ich eine eigene Art des Kochens erfunden. Weitere Bestätigung erfuhr ich durch das Beobachten hinsichtlich der Auswahl der Nahrung der Menschen aus meinem Bekanntenkreis. Ich sorgte für Verblüffung, wenn ich ihnen sagte, welche Blutgruppen sie haben und erklärte ihnen, aus welchen Essgewohnheiten ich das schließen konnte. Heutzutage definiert man den Nutzen nach dem Inhalt der Nahrung. Man zerlegt sie in die Bestandteile und zieht Rückschlüsse aus den Stoffen, die sich in den Lebensmitteln finden lassen. Die Aussage, aus was sie bestehen, wird dann stark vereinfacht dargestellt. Man stellt z. B. fest, dass sich in der Schale von Weizen Gluten befindet. Mit den gefundenen Bestandteilen, die man analysierte, zieht man Rückschlüsse auf die Nützlichkeit für die körperliche Gesundheit. Manchmal erstaunlich, wie sich falsche Annahmen daraus entwickeln, was in Bezug auf Weizen zutrifft, wenn man hier dem Gluten negative Eigenschaften zuschreibt. „Glutenfrei" wurde ein Werbebegriff, so dass man selbst glutenfreies Mineralwasser bewerben könnte. Margarine sei besser als Butter, weil die einzelnen Inhaltsstoffe gesund wären; so lassen sich auch Distelöl, Maiskeimöl und Weizenöl teuer darin als „Pflanzenöl"vermarkten. Diesen minderwertigen Ölen werden durch die Bestandteile der Einzelkomponenten eine Hauptrolle mit Blick auf gesundheitsförderliche Eigenschaften zugeschrieben. Durch die praktische Beobachtung der Essgewohnheiten dagegen zeigt sich, wie das Verkosten diverser Lebensmittel sich auf den einzelnen Menschen auswirkte und ob es gesundheitliche Reaktionen gab. Schließlich fand sich eine Gemeinsamkeit in Blutgruppen, was Verträglichkeit und Auswirkung auf die Gesundheit betrifft. Nun stellte man noch eine Verbindung her mit einer Theorie, demnach die pflanzlichen / tierischen Lectine, die man mit dem Konsumieren aufnimmt, in eine Wechselwirkung treten mit menschlichen Lectinen (unterschiedlich nach der Blutgruppe). Es folgten Jahre der Beobachtung. Schließlich wird sich die Verträglichkeit oder Unverträglichkeit ja nicht von heute auf morgen zeigen; und vielleicht ist eine Auswirkung ja auch nicht kurzfristig spürbar oder sofort messbar durch körperliche Parameter. Symptome werden sich oft später erst bemerkbar machen. Heutzutage hinterfragt man nur manchmal, ob Nahrungsmittel ursächlich sein könnten für Beschwerden. Die Ernährung von Kindern zeigt oft Folgen hinsichtlich der Leistungsfähigkeit. Mit Blick darauf sollte man z. B. auch dicken Kindern etwas mehr Fett in Form von viel Butter auf eine sehr dünne Scheibe Brot geben. Abwechslungsreiche Beläge wie Fisch, Fleisch, Käse oder Wurst mit einem Kakaogetränk würden das abrunden. Stattdessen schickte man sie früher zur Kur und schädigte die Gesundheit durch fettarme Kost noch mehr. Die Erkenntnisse, dass Körperzellen unter dem Mangel an Nahrung leiden, spielt eine große Rolle bei der Leistungsfähigkeit und durch Überschuss an Kohlenhydraten möge man bitte mitberücksichtigen, dass bei Fehlen von Kofaktoren der heranwachsende Körper daraus Fett herstellt. Umso mehr, wenn bestimmte Lectine aus der Nahrung den blutgruppenspezifischen Lectinen entgegenwirken und das Dickwerden fördern. Und dann leitet man auch falsche Regeln ab und empfiehlt z. B. den Verzehr von Vollkorn - Weizen. Darauf würden Menschen mit Blutgruppe -0- oder -B- noch heftiger negativ reagieren, weil gerade in der Schale das für diese Blutgruppen schädliche Lectin vorhanden ist. Und oft kann das Befolgen dieser Regeln im Widerspruch zu unseren Geschmacksnerven stehen. Oder auch zu unserem Wohlbefinden nach dem Verzehr von Vollkorn. Weizen allein zu ersetzen ist schon nicht einfach, weil es sozusagen ein Hauptbestandteil dieser Kultur geworden ist. Es war nicht einfach, für mein

Baby vernünftige Nahrungs - Gläschen zu kaufen, die seiner Blutgruppe entsprechen. Und man kann mir sagen, was man will. Was Babynahrung betrifft, die man als Fläschchen geben will, wird es sich zeigen: Auch, wenn Kuhmilch noch so bearbeitet, zerkleinert und mit Zusätzen zum Trinken aufbereitet ist, so bleibt es doch Kuhmilch! Und der menschliche Körper, selbst im Babyalter, erkennt sie genau. So hatten auch meine 2 Kinder „Folgenahrung" nicht vertragen. Volkstümliche Regelwerke kann man getrost grundsätzlich in Frage stellen. Durch eigene Erfahrung mit Ernährung nach seiner eigenen Blutgruppe lässt sich viel besser überprüfen, inwiefern sich die körperlichen Parameter verändern. Man kann nicht nach den Regeln verfahren, wonach grundsätzlich für alle Menschen gilt, Fleisch sei bitte wenig zu verzehren und man möge sich an die altbekannte Nahrungspyramide halten, wenngleich es allen körperlichen Bedürfnissen widerspricht. So ist z. B. Vollkorn eben nicht für alle geeignet, wenn es sich um modernen Weizen handelt, dessen Lectine für die Blutgruppen -0- und -B- schädlich sind. Ich will nicht wie ein Prediger wirken, der mit erhobenem Finger sagt, dass jahrzehntelanger Verzehr (Brot, Brötchen, Nudeln, Pizza usw.) vornehmlich bei Menschen mit der Blutgruppe -0- zur Altersdiabetes führen könnte. Aber eine gewisse Wahrscheinlichkeit dafür ist gegeben. In der Verwendung von billigem Weizen sehe ich ein großes Problem, weil es ein verarbeitetes Massennahrungsmittel geworden ist. Da kriegt man z. B. noch Fruchtzucker (aus Weizen oder Mais) „untergejubelt" und in „zusammengebastelten Nahrungsgerichten" lassen sich Produktzusätze aus Kuhmilch und Weizen finden. Selbst in Tamari (eine vergorene Flüssigkeit aus Soja), dessen Herstellung eigentlich vorgeschrieben ist, ist Weizen. Oder finden Sie mal eine Sojasoße ohne Weizenzusatz. Ebenso findet sich überall zu oft jede Menge Abfall aus der Käseherstellung. Die Kuhmilch ist nur gut gegen Maroditis (alter Werbebegriff). Das mag für Personen mit Blutgruppe -B- ein notwendiges Nahrungsmittel sein. Und auch ich habe Milch ganz gerne im Kaffee. Es wurde ein Tier kultiviert, das 40 Liter wertvollster Substanz tagtäglich produzieren sollte. Mit ihrer Milch und mit ihrem Fleisch in jeder Beziehung ein Massen - Nahrungsmittel - Tier. Mir scheint, hochgezüchtete Viecher werden weiterhin für die billige Nahrungsproduktion gebraucht. Und die billige Milch oder das billig hergestellte Fleisch soll dann in jeder Form zu uns auf den Tisch kommen. Der Logik nach ist allerdings doch nicht zu erwarten, dass die Hochzüchtung auf die Menge und in kürzester Zeit nicht bei gleicher Qualität gelingen kann. Mich wundert es nicht, wenn keine Blutgruppe (außer -B-) von Kuhmilch profitiert. Bei -A- und -AB- wirkt Milch aus der Kuh schleimbildend. Nicht immer, aber relativ oft, reagieren Menschen mit Blutgruppe -0- allergieähnlich darauf. Grundsätzlich ist durch Bakterien verarbeitete Milch schon so weit verändert, dass der menschliche Verzehr nicht mehr so problematisch sein wird. So ist probiotischer Joghurt, selbst, wenn er aus Kuhmilch hergestellt wurde, trotzdem mit Blick auf ein *artenreiches Darmmikrobiom* empfehlenswert. Mit Blick auf die Art und Qualität der Bakterienzusammensetzung hat man schließlich Zusammenhänge hergestellt zu Erkrankungen hinsichtlich Fettleber, Diabetes, Depression oder Alzheimer - Demenz. Übrigens kann man Joghurt auch aus Sojamilch herstellen mit diesen der Darmflora zuträglichen Bakterien. Bei Untersuchungen mit Kindern, die insbesondere bis zum 3. Lebensjahr mit Antibiotika behandelt wurden, hat man geschlossen, dass sich aufgrund der dadurch verursachten Veränderungen der Darmflora dort Bakterien ansiedelten, die Autismus verursachten. Ich verzichte hier auf die Darstellung und Erklärung der entsprechenden Mechanismen, wodurch diese Bakterien die Gehirnentwicklung beeinträchtigten. Gegen Antibiotika resistent waren sie, weil sie Sporen bildeten, wenn es ihnen an den Kragen gehen soll. Alter Weizen hat keine schädlichen Lectine. Man nennt ihn Dinkel. Aus feinem Dinkelmehl könnte man ebenso die gleichen Brötchen backen, die genau so aussehen könnten, wie die, die aus Weizen hergestellt werden. Sie würden sich nicht unterscheiden. Leider färbt man sie manchmal ein oder fügt andere Stoffe zu, die das Produkt weniger attraktiv machen. Nudeln kann man ebenso daraus herstellen, wie man auch aus Reis, Buchweizen oder jedem anderen Getreide Nudeln oder Teig herstellen kann. Da kommt mir der Verdacht, dass scheinbar alles Hochgezüchtete (wie Weizen) nicht unbedingt die besten Lebensmittel sind. Der Weizen wurde ja gezüchtet, um gute Verarbeitungskriterien im industriellen Produktionsprozess zu erfüllen. Natürlich hat die Hochzüchtung nicht berücksichtigt, dass sich Pflanzen gegen Fressfeinde wehren und wir finden im ganzen Korn, den man meinetwegen in das Müsli mischt oder ins Brot reinpackt, natürlich diese Abwehrprodukte --schließlich sind wir der Fressfeind. Verwendet man Vollkornmehl, ist es umso dringlicher, Bakterienkulturen hinzuzufügen oder Sauerteig anzusetzen, der Zeit braucht (den die Industrie nicht hat im Produktionsablauf), damit das Produkt uns auch gut bekommt. Allerdings kann man *Weizen keimen lassen*. Gekeimte Körner im Brot werten das Produkt um ein Vielfaches auf. Dann werden die schädlichen Lectine gänzlich umgewandelt und es entstehen Stoffe, die sehr gesundheitsförderlich sind. Vor ca. 30 Jahren kaufte ich von einem Bäcker aus München das sogenannte *Essener Brot,* welches er unter Einsatz der Flockenwalze und geringer Hefezusetzung, mit levitiertem Wasser usw. allein aus dem gekeimten Weizen herstellte. So ein Brot ist allen Blutgruppen sehr zuträglich. In einer Zeit, in der man in den Industrieländern nicht hungern braucht, sollte auch Mais für die menschliche Ernährung keine Rolle spielen. Auch er enthält Lectine, die allen Blutgruppen nicht zuträglich sind. In allen Lebensmittel wird ein Chemiker bei einer genauen Analyse immer wertvolle Stoffe finden. Und von diesen ginge auch eine gesunde Wirkung aus. Und in Bezug auf Mais weiß ich um Empfehlungen, nachdem man Allergikern rät, Mais - Produkte zu bevorzugen. Daher schreibe ich darüber, dass Mais kein geeignetes Lebensmittel ist. Man darf eben die pflanzlichen und tierischen Lectine nicht außer Acht lassen. In Tomaten lässt sich das am Beispiel Lycopin finden, welches wirklich für sich gesehen sehr wertvoll für Jedermanns Gesundheit sein würde. Tomaten vertragen aber nur die Blutgruppen -0- und -AB-. Dennoch vertrete ich die Auffassung, dass ich Jedem raten kann, das zu essen, was einem schmeckt. Auch, wenn es ein -A- Typ ist, der Tomaten mag. Eigentlich lernt der Körper naturgemäß selbst, was ihm gut tut. Bewusst und unbewusst entwickeln wir alle gewisse Vorlieben und Abneigungen ab dem Säuglingsalter. Essgewohnheiten können anerzogen oder andererseits selbstbestimmt erlernt sein. Und Essen ist ein Stück Lebensqualität. Das soll man sich nicht durch Vorschriften, die man befolgen soll, nehmen lassen. Da ich Menschen mit Blutgruppe -B- kenne, die Tomaten gerne essen, dann geht es um Genuss. Es handelt sich bei der Blutgruppenernährung um keine unumstößliche Religion mit unfehlbaren Glaubensgrundsätzen. Es wurden Vorschulkinder in Versuchen an natürliche Lebensmitteln herangeführt. Wenn sie nach einiger Zeit die freie Auswahl hatten, wählten sie die für ihre Blutgruppe zuträglichen Lebensmittel. Es brauchte aber einige Zeit, da die Geschmacksvorlieben nicht angeboren sind. Vielleicht sind wir alle manipuliert worden, etwa mit Vanillinzusatz für „Flaschenkinder" oder Aromastoffen jeglicher Art, wie man sie aus verarbeiteten Produkten kennt. Oder einfach durch die aus der Tradition heraus bevorzugte Nahrung. Eventuell führt eine strengere verordnete Deklarierung der Inhaltsstoffe dazu, die Produkte nicht nur nach den Gesichtspunkten mit Blick auf die Herstellungskosten „zusammenzubasteln". Mit Magermilchpulver und Öl mag man den Sahnegeschmack hinkriegen und mit Zusetzung von Erdnussschalen mag man aus Mais gemachte Kringel als Erdnussflips verkaufen können. Ist als Inhaltsstoff irgendwo Pflanzenöl angegeben, können Sie davon ausgehen, dass es sich um billiges Distel- oder Maisöl handelt. Manche halten die Ernährung nach der Blutgruppe umso unglaubwürdiger, je mehr Nahrungsmittel ich nenne, welche dem Leser mit seiner Blutgruppe eigentlich nicht schmecken dürfte. So mögen z. B. Menschen mit Blutgruppe -AB- und -B- sehr gerne Hühnerfleisch, obwohl gerade sie sich keinen Gefallen tun mit dem Hühnerfleisch - Lectin. Nun gibt mir etwas Anderes zu denken, was den Anstieg der Allergieraten in der DDR - Bevölkerung nach dem „Beitritt" betrifft: Liegt es an den Nahrungs - Angebote vom „Westen" mit den ganzen Zusätzen? Oder ist es allgemein der übrige „Zugabenmix", den wir manchmal nicht mal deklariert bekommen? Oder man liest dann etwas über Inhalte, wie Maltodextrin, Glucose, Geschmacksverstärker oder Sorbit. Können es die Aluminiumdosen und die Konserven mit der „inneren Chemie" sein? In der Allergieforschung macht man Mäuse allergisch, indem man ihnen mit dem Nahrungsmittel, auf das sie allergisch reagieren sollen, Aluminium hinzufügt. In der heutigen Zeit wirbt man Gott sei dank mit aluminiumfreien Produkten. Sind es die stark verarbeiteten Produkte? Und da findet man in der Wurst entweder Fructose, Glucose oder Dextrose. Sind es die mit E - Nummern bezeichnete Zusatzstoffe? Vielleicht ist es alles zusammen. Ob Fruchtzucker, Zuckerstoffe, Molkepulver, Weizenstärke oder Sorbit oder was immer nötig ist: Industrieprodukte sollen beim Backen bräunen und beim Kauen die richtige Viskosität entwickeln, brauchen diese Dinge als Trägersubstanz für Aromen oder als Emulgator. Und das gilt auch für Trägerstoffe in Medikamenten. Wie der Milchzucker werden Sorbit sowie Fructose auch als technische Hilfsstoffe in der Produktion von industriell gefertigten Nahrungsmitteln verwendet. Natürlich nimmt man die billigsten Rohstoffe --und die Herstellungskosten wiegen so schwer, dass gesundheitlich bedenkliche Zusätze verwendet werden. Sollte man sich zukünftig den ganzen Deklarationszwang sparen, weil das eine Wissenschaft für sich ist? EG - Richtlinien wurden erlassen, die umgesetzt werden müssen. Der geduldige nationale Bürger kämpft sich durch mit Tabellen. Ihm wird viel abverlangt. „Fructose ist Fructose" wird der Kritiker sagen und vermutet das Ausgangsprodukt von der Wortableitung in Früchten. Und genau das ist das Dilemma. Denn hinter der gewollten Verharmlosung dieser „künstlichen Deklarationsmetaphern", steht ein System. Inzwischen weiß man, dass „natürliche Aromen" ziemlich künstlich sind. Und Begriffe führen in die Irre. So ist auch Hefeextrakt ein Geschmacksverstärker. Es gibt ganze Kantinen, die keine Rohstoffe verarbeiten. Ich erinnere mich an die Bundeswehrküche aus meiner Zeit, wo ich als befohlener Helfer aus den Regalen die Essens - Komponenten, eines nach dem anderen, aus den Regalen nehmen musste, die dann nach Gebrauchsanweisung zusammengeführt wurden. Ein wenig kann man der Wirkung der Massenabfertigung entgegensteuern, indem man wenigstens mit der Einnahme von Zellvitalstoffen die Mahlzeiten kompensiert, einerseits um Entgiftungsfunktionen in Gang zu setzen (jede Nahrungsaufnahme ist auch ein „Gifteintrag"); andererseits um einen direkteren Weg zur Sicherung der Zellfunktionen unserer Körperzellen zu gewährleisten. Man wünschte sich, dass eine Krankenhausküche keine Fertigkomponenten verwenden möge. Oft genug sieht man keine Alternative und führt dies auf wirtschaftliche Zwänge zurück. Da lässt sich kein Betreiber finden (Ausnahmen gibt es überall), der die frische Speisenherstellung anpreist. Eine Änderung ist leider nicht abzusehen. Heutzutage ist es in aller Munde: Man hört, Jemand habe seine Ernährung umgestellt und seit dem gehe es dem Betroffenen besser. Oft hat eine geringfügige Änderung weitgehende Folgen. Wenn die einzelnen Organzellen, die vielleicht vorher (flach ausgedrückt) auf Halblast mit Notstromversorgung arbeiteten, nun auf Vollast gehen, verändert sich oft dramatisch etwas. Manchmal ist es ein banaler Mineralmangel, den man mit den richtigen Lebensmitteln beikommt. Da sind Pastinaken oder Süßkartoffeln wahre „Megagemüse". Oder man entdeckt Leinöl für Salate oder verwendet Olivenöl (bitte kaltgepresstes nicht zu hoch erhitzen, sonst wirkt es schädlich) oder Rapsöl zum Braten. Kleinigkeiten für ein gesünderes Geschmacksgefühl und zum Wohle des Konsumenten, der sich nicht auf die detektivische Suche begibt, welche Diäten in Frage kommen könnten. Schauen Sie in die Blutgruppentabelle im Anhang dieses Buches und nutzen ihn als Ideengeber, der es ziemlich einfach macht, eine breit gewählte Grundversorgung einzukaufen. Für Babys ist das sicherlich nicht in dieser Art notwendig. Aber es kostet auch nicht viel Mühe, wenn man der Blutgruppe entsprechende Babynahrung aussucht; da gibt es hervorragende Qualität und die Zusammensetzung ist gut deklariert. Und die Kunst ist es, unter den unendlichen Angeboten die richtige Zusammensetzung heraus zu suchen. Nicht immer kennt man die Blutgruppe des Neugeborenen. Es ist einfach, wenn beide Elternteile z. B. Blutgruppe -0- haben; dann hat auch das Baby Blutgruppe -0-. Interessant ist nebenbei bemerkt, wie die Blutgruppen sich finden: Man sagt, Gegensätzliches ziehe sich an. Statistisch belegt ist, dass sich z. B. öfter eine Person mit Blutgruppe -AB- gerne einen Partner mit Blutgruppe -0- aussucht. Und da mixt oft die Natur einen Nachwuchs, der z. B. Blutgruppe -A- haben kann.

Blutgruppenernährung im Alltag

Nach den Erfahrungen, die ich mit Menschen habe, lehnen sie die Blutgruppenernährung im wesentlichen nicht ab; für sie ist es einfach nicht „alltagstauglich". Anhand von Hauptnahrungsmittel will ich das mal stichwortartig erklären: Bei den Blutgruppen -A- und -AB- ist Eisenmangel typisch und sie brauchen mehr Folsäure und Vitamin B 12 als andere. Sie haben bei Fleisch wenig Auswahl (zu wenig Magensäure). Menschen mit Blutgruppe -A- sollten Huhn oder Truthahn (helle Fleischsorten) bevorzugen. Leute mit Blutgruppe -AB- hingegen haben schon mehr Auswahl, da sie auch Hammel / Lamm und Leber gut vertragen. Doch sollte jemand mit Blutgruppe -AB- Huhn wirklich nie essen (ebenso ist Huhn unverträglich für Personen mit Blutgruppe -B-).

Während Menschen mit Blutgruppe -A- Kartoffeln meiden sollten, können Personen der Blutgruppe -AB- sie sehr wohl essen. Und für Angehörige der Blutgruppe -0- gilt, dass die Kartoffel wirklich stark und vollständig durchgekocht sein muss, damit das für sie schädliche Lectin zerstört wird, welches sich in der Erdfrucht befindet. Weizen wäre für die Blutgruppen -0- und -B- ein Lebensmittel, welches aufgrund der agglutinierenden Wirkung zu vermeiden wäre (bei Blutgruppe -B- auch noch Roggen). Da gibt es den medizinischen Begriff „Zöliakie", den die Personen mit Blutgruppe -B- öfter hören, da sie beide Getreidesorten nicht vertragen. In jedem Fall empfehle ich die im Handel befindlichen Tabellen und Rezepte zur Blutgruppenernährung: Federführend sind Schriften von Dr. D´Adamo. Und dessen Urheberschaft hiermit genannt, stelle ich im Anhang eine eigenkonstruierte, inhaltlich leicht abgeänderte, kleine Tabelle zur Verfügung, in denen ich Lebensmittel aufliste und dahinter die Blutgruppen schreibe. Auch für diese Listen möchte ich an dieser Stelle vorsichtshalber einen Haftungsausschluss formulieren: Es wird keine Haftung oder Verantwortung hinsichtlich vorhandener Unklarheiten oder inhaltlicher Unrichtigkeiten übernommen. Es sind Empfehlungen zur Selbsthilfe. Und sie setzen nicht alles an ärztlicher Kunst notwendige außer Kraft. Bitte erfragen Sie stets (ggf. zusätzlich) vom Behandler die medizinischen Diagnosen und lassen Sie sich therapeutisch begleiten.

Lysin

Sie alle kennen die Werbung in Bezug auf Dolormin mit dem körperverwandten Lysin (um noch ein anderes Produkt zu nennen: es gibt die Werbung von Aspirin mit natürlichem Vitamin C und ich kenne noch eine Werbung mit Ibuprofen und sehe die gezeichnete Frau vor meinem geistigen Auge, die sich an den schmerzenden Rücken fasst). Lysin ist das Stichwort: meiner Meinung nach der Tausendsassa zusammen mit Vitamin C. Über das Vitamin C sind schon ganze Bücher geschrieben worden. Nun muss ich mich nicht auch noch darüber auslassen. Das körpereigenene Lysin hemmt gewebeverdauende Enzyme. In sehr geringen Mengen stellt der Körper Lysin auch selbst her. Gewebeverdauende Enzyme, wie sie beispielsweise Krebszellen immerzu produzieren, haben im Lysin den Gegenspieler. Vielleicht war es auch bei meiner Tochter der Fall. Sie hat schon mit 5 Jahren Bekanntschaft mit Zellvitalstoffen gemacht, als wir es bei ihr mit einer einseitigen und starken, abnormen Brustvergrößerung zu tun hatten. Die Ärzte wetzten schon das Messer, bis ich mich durchsetzte, um mit einem Pulver aus einer Tablette mit hohen Lysinanteil, gemixt mit anderen Zellvitalstoffen, die ärztlich angedachten nötigen Schritte zu verhindern suchte. Ich will hier nicht weitere Einzelheiten berichten, aber nach 2 Wochen bildete sich die Brust zurück und war nach 4 Wochen wieder so, wie sie sein sollte. Da steht ein Mechanismus dahinter, der mal mit anderen Beispielen angeführt wird: Eine Fresszelle des Immunsystems muss ja im Körper mobil sein, damit es dahin kommt, wo Störenfriede aufzufressen sind. Daher wird von dieser das im Weg stehende Gewebe mit Hilfe eines gewebeverdauenden Enzyms (Kollagenase) „zerschnitten". Leider machen das auch Krebszellen. Da wir kleine verästelte Leitungssysteme haben, durch die das Blut fließt, landen diese schädlichen Zellen mit dem Blutstrom dann oft in Organen mit entsprechender Kapillaranhäufung, wie Leber und Lunge. Und es gibt weitere Beispiele: Beim Zyklus der Frau, wo monatlich bei Erreichen eines bestimmten Östrogenspiegels durch die kollagenverdauenden Enzyme ein Ei aus dem umhüllten Eierstock heraus kommen kann, um in den Eileiter zu gelangen. Auch bei der monatlichen „Schleimbildung" am Muttermund spielen solche Enzyme eine Rolle. Beim Knochenwachstum allgemein ebenso. Auch beim Brustumbau während der Schwangerschaft; und man könnte das noch weiterführen mit den männlichen Geschlechtsorganen. Es scheint so zu sein, dass an diesen Körperstellen die Entstehung von Krebs exponiert ist, wo Körpergewebe „verdaut" wird. Lysin hat auch eine *entzündungshemmende Eigenschaft*. Kein Wunder, dass man es einem Schmerzmittel zufügte. Damit ist schon einiges zum Lysin gesagt. Am Anfang hatte ich von Dolormin - Werbung geschrieben, in der das körperverwandte Lysin gepriesen wurde. So will ich mal anknüpfen an ein anderes Thema.

Nebenwirkungen

Nachdenklich saß ich Zuhause. Ich hatte vorher einen Vortrag besucht und mir Merkwürdiges über „Makrobiologie" angehört. Ying und Yang in Bezug auf Nahrung wurde dort angesprochen. Ich frage mich jetzt, wie wir unser Gleichgewicht ständig verletzen. Merkwürdig, wie ein Automatismus sich eingestellt hat, wenn Ärzte im Krankenhaus oder Fachärzte in ihren Praxen zu den eigentlichen Medikamenten Protonenpumpenhemmer verschreiben. Und wenn die Patienten nachfragen, wofür die Pillen sind, wird geantwortet, dass man so die Medikamente besser vertragen würde. Grundsubstanzen zur Schmerzbehandlung, wie Diclofenac und Ibuprofen kenne ich. Aber mir läuft immer noch die alte Fernsehwerbung nach, wo zwei Frauen einen Dialog führen. Die eine klagt nach dem Sport, dass ihr die Beine weh tun. Die andere sagt: „nimm doch eine Aspirin"; darauf die Antwort: „ich habe keine Kopfschmerzen... mir tun die Beine weh". Ich interpretiere das also so, dass mir mit diesem (alten) Werbespot suggeriert werden sollte: Schmerzmittel kann man bei einer längeren Belastung der Beinmuskulatur einnehmen, soll also bei Muskelkater helfen. Mir fällt ein, Aspirin nimmt eine Bekannte, weil sie meint, ihr Blut verdünnen zu müssen. Sie hat Angst vor einem erlebten Ereignis mit Thrombose. Ich sagte ihr, dass Schmerzmittel aber Vitamine verbrauchen. Und besonders das Vitamin C. Ich hörte mir auf meinen Einwand an, sie esse schließlich 12 Mandarinen am Tag. Vor kurzem traf ich eine Bekannte, der Schmerzmittel verschrieben wurde, weil sie es mit Knochenschmerzen zu tun hatte. Sie sagte, dass sie ein Kalzium - Präparat einnehme und fragte mich, warum gem. dem Beipackzettel sie nicht gleichzeitig Magnesium einnehmen dürfe. Ich konnte ihr keine Antwort geben, da ich nicht glaube, dass dafür eine Notwendigkeit besteht (Anmerkung: Selen und Zink könnte man z. B. besser getrennt einnehmen, um die beabsichtigte Wirkung zu verstärken; ein schwach dosiertes Zink z. B. als Lutschtablette morgens auf nüchternen Magen). Schmerzen hat neuerdings meine Nachbarin. Sie nimmt jetzt blutdrucksenkende Mittel und Cholesterinsenker. Seit dem geht es ihr schlecht. Beinschmerzen und Krämpfe. Sie sagte, ihr Arzt habe ihr bestätigt, dass das Nebenwirkungen sein können. Vermutlich konnte mein Hinweis auf Nährstoffverbrauch durch Einnahme der Anti - Baby - Pille einigen Rauchern weiterhelfen, die aufgrund einer Pressemeldungen verunsichert waren, demnach Rauchern, die die Pille nehmen, der Herzinfarkt drohe. Ich empfehle da, den Nährstoffmangel mit Nahrungsergänzungsmitteln auszugleichen. Ich denke zurück an den Vortrag. Es ging um das tägliche Essen. Man teilte die Nahrung in Ying und Yang ein und sollte die pflanzlichen Lebensmittel unter Vermeidung von tierischer Kost zu den Mahlzeiten in bestimmter Weise miteinander kombinieren. Er hat Nahrungsmittel genannt, die eigentlich überwiegend für alle Blutgruppen verträglich sind. Die Leute hörten zu. Mir flutschte auf einmal heraus: „das glaube ich nicht", als er sagte, der Mensch sei von Natur aus Pflanzenesser. Die Leute schauten mich an. Ich war sofort ruhig. Ich machte später noch eine Bemerkung zu Kombualgen, welche man (obwohl als Badezusatz angeboten) angeblich als Ganzes auch essen könne *(Anmerkung: Bei dem Rohverzehr von Algen erkundigen Sie sich bitte, ob die entsprechende Sorte besonders die Gifte der Zahnfüllungen herauslösen kann; bzw., ob sie nicht die Stoffe der Zahnlegierungen angreift. Man hätte ansonsten ein massives Vergiftungsproblem).* Als die Veranstaltung beendet werden sollte, konnte ich noch vorher unterbringen, dass Essen ein Stück Lebensqualität sei, was man sich nicht durch Vorschriften vergellen lassen solle. Dass der Körper es lerne, welche Nahrungsmittel ihm gut tun. Und die Lust auf Essen solle man befriedigen. Nach der Veranstaltung verkaufte er seine Bücher. Die vorgenannten erlebten Geschichten und dann dieser Vortrag ließen in mir den Entschluss reifen, eine allgemeine eigene Informationsschrift, wie diese, zu verfassen.

Kolloidales Silber

Ich möchte eigentlich keine bestimmten Empfehlungen in Hinblick auf alternative Heilmethoden geben. Doch komme ich nicht umhin, dies an dieser Stelle zu tun, da ich mich zu Unrecht damals fast lustig machte über die Wirkung von Silberwasser. Immer wieder hörte ich von Silberwasser. Die Anwendungen wurde bei vielen Anlässen gepriesen. Und allmählich war ich überzeugt. Als meine Tochter 2 Monaten lang eine kreisrunde Wunde im Nackenbereich hatte und alle verschriebenen Cremes keine Wundheilung bewirkten, besorgte ich mir die Grundlagen, um Silberwasser selbst herzustellen. Und bestimmt war noch der Husten und die Verschnupfung mit leichtem Fieber ein Überrest der Geschichten im Kindergarten (Scharlach), aufgrund dessen sie Antibiotika verschrieben bekam. Mit der Mutter war ich einig, dass wir zunächst das Antibiotika nicht geben. Die Menschen mit Blutgruppe -A-, und -AB- haben es später schwer, wenn man das Wachsen der Immunabwehr mit Antibiotika irritiert. Zumal der Kinderarzt in diesem Fall es auch rein vorsorglich geben wollte. Alles das war ein Grund, einmal „Silberwasser" einzusetzen. Ich stellte es selbst her mit Ampuwa - Wasser (destilliertes Wasser für Injektionszwecke), welches Nahe dem Siedepunkt erhitzt wird und in dem Silberstäbe eingebracht werden, woraus Silber galvanisch herausgelöst wird. Ich sprühte das Wasser auf ihre Wunde --anfangs 6 mal am Tag, abschließend nach 4 Tagen 3 mal-- und ließ es antrocknen. Und sie nahm jeweils 40 Tropfen anfangs ein (halbes Schnapsglas). Die Wunde heilte problemlos ab. Heute ist die medizinische Verwendung von Silber vor allem in Wundverbänden bei Verbrennungen, sowie in Katheder - Beschichtungen oder in Implantaten üblich. Übrigens verbindet sich Silber gerne mit Quecksilber, wie auch Silicium Blei liebt. Zur Ausleitung bestens geeignet. Nachfolgend füge ich eine vom Privathändler gefertigte Zusammenstellung als Informationsschrift ein. Was antivirale Wirkung betrifft, gebe ich keine Empfehlung; aus persönlicher Erfahrung habe ich aber dahingehend eine Bestätigung für die Wirksamkeit gefunden. Auch Fungizid - Anwendungen mit Silberwasser waren erfolgreich. Da es aber Einzelereignisse sind, möchte ich es bei dieser Anmerkung belassen. Ich schreibe aber hier in dem Zusammenhang deshalb, weil Antibiotika - Resistenzen uns auch über die Nahrungsmittel erreichen, weil sie in der Massentierhaltung eingesetzt werden. Es ist ein Denkansatz, das Dilemma zu beheben, wenn „Massenzüchter" es mit Silberwasser probieren würden, anstatt mit Antibiotika. Allerdings trafen meine Vorschläge bislang auf taube Ohren. Und was ist mit resistenten Bakterien? Die Erfolgsgeschichten können noch nicht geschrieben werden, da sind abschließende Studien noch nötig, um Antibiotika zusammen mit Silberwasser zu testen.

Kolloidales Silber

Einleitende Zusammenfassung:

"Jede Art von Pilz, Virus, Bakterium, Streptokokken, Staphylokokken und andere pathogene Organismen werden in drei bis vier Minuten abgetötet. Tatsächlich ist kein Bakterium bekannt, dass nicht durch kolloidales Silber innerhalb von höchstens sechs Minuten eliminiert wird; bei einer Konzentration von nur fünf Milligramm pro Liter (30 ppm). Und selbst bei hohen Konzentrationen gibt es keine Nebenwirkungen".
Health Consciousness, Vol. 15,4 -

"Es steht nicht in Konflikt mit irgendeiner anderen Medikation und führt auch nicht zu Magenbeschwerden.Tatsächlich ist es eine Verdauungshilfe. Es brennt nicht in den Augen. Medizinjournal-Berichte und dokumentierte Studien der letzten hundert Jahre belegen, dass keine Nebenwirkungen durch oral oder intravenös verabreichtes Silberkolloid, weder bei Tieren, noch bei Menschen beobachtet wurden. Es wurde mit hervorragenden Ergebnissen bei hochakuten Gesundheitsproblemen eingesetzt. Ohne übertreiben zu wollen: Es ist an der Zeit, kolloidales Silber nicht nur als sicherste, sondern auch als wirksamste Medizin der Welt anzuerkennen".
Perceptions Magazine (Auszug) -

Von der amerikanische FDA (Food & Drug Administration) wird kolloidales Silber als Naturheilmittel angesehen
.

WIEDERERWACHEN DER KOLLOIDFORSCHUNG

Um die Jahrhundertwende gelang Wissenschaftlern ein bedeutender Durchbruch in der Medizin: *Die wichtigsten Körperflüssigkeiten (Blut, Lymphflüssigkeit) sind Kolloide.* Mit dem Einbringen von Silber als Kolloid genau in diese Systeme verfügte man über Möglichkeiten zu raschen Fortschritten. Bei medizinischen Behandlungen gegen Infektionen probierte man oral verabreichtes Silberwasser; und es funktionierte! Doch das weitaus gewinnträchtigere Geschäft der Pharmaindustrie mit synthetisierten

Antibiotika brachte den Siegeszug der Kolloidforschung zu einem verfrühten Halt. Die heutige Krise im Gesundheitswesen und die immer weiter abnehmende Wirksamkeit von Antibiotika lenkt den Blick zurück auf die Kolloide -insbesondere auf die extrem vielseitigen Anwendungsmöglichkeiten von kolloidalem Silber .

WAS IST KOLLOIDALES SILBER?

Wissenschaftlich spricht man dann von einem kolloidalen System, wenn drei Bedingungen erfüllt sind:
Es müssen unterschiedliche Bestandteile vorliegen, wie z.B. Silber und Wasser;
Die Bestandteile müssen unterschiedlichen Phasen angehören, wie z.B. flüssig/fest oder gasförmig/flüssig;
Die Partikel dürfen nicht löslich sein.Demnach sind Kolloide heterogen, multiphasisch und unlöslich. Kolloide sind die kleinsten Teilchen, in die Materie zerlegt werden kann, ohne die individuellen Eigenschaften zu verlieren. Die nächste Stufe der Zerkleinerung wäre das Atom selbst. Diese Partikel befinden sich in destilliertem Wasser und tragen eine (elektrisch-) negative Ladung. Da sich gleiche Ladungen abstoßen, halten sich die Teilchen gegenseitig in der Schwebe. Diese Ladung geht allerdings wie bei einer Batterie mit der Zeit -*vor allem durch Lichteinfluss*- verloren. Deshalb sollte kolloidales Silber immer lichtgeschützt aufbewahrt werden. Am wirkungsvollsten ist kolloidales Silber in einem Zeitraum von bis zu drei Monaten nach der Produktion.

Verbrauch von Mikronährstoffen

Vitamin C organisiert die Gesundheit (Immunsystem, Bildung von Antikörpern, reguliert die Tätigkeit der Phagozyten), fördert die Zellatmung, ist notwendig für die Bildung von weichem und hartem Bindegewebe, wirkt positiv auf den Abbau des Cholesterins, wirkt senkend auf den Blutzuckerspiegel, wirkt der Bildung von Nitrosaminen in Magen und Darm entgegen, wirkt gegen Mykosen, schützt Zellen, ist Radikalenfänger, hat eine antiseptische Wirkung, stärkt das Herz, das Nervensystem und ist beteiligt an der Produktion von Hormonen, Neurotransmittern und Neuropeptiden. Ich bin nicht imstande, das „Warum" und „Wie" in Bezug auf dieses Vitamin ansatzweise darzustellen. Ich kann nur festhalten: Das Fehlen dieses Vitamins hätte unzählbare Auswirkungen und eine wäre, dass unsere Arterien Schaden nehmen. Nun ist der Verbrauch von Vitaminen oft eine Folge von Beeinflussungen, z. B. durch die Pille zur Empfängnisverhütung. Wenn Medien verkünden, die Pille führe bei Rauchern zum Herzinfarkt, so ist das zu vereinfacht ausgedrückt. Richtig wäre, der Gebrauch der Pille erzeugt einen erhöhten Vitamin- und Nährstoffverbrauch. Rauchen allein für sich gesehen macht dies ebenso; durch beide Faktoren kann sich der Zustand der Arterien umso mehr verschlechtern. Nahezu alle Arzneimittel können eine Störung der mitochondrialen Atmungskette verursachen, wodurch sich natürlich eine Vielzahl von Nebenwirkungen ableiten ließe. Hier hatte ich ursprünglich alle möglichen Medikamentengruppen aufgeführt und aufgezählt, wodurch Nährstoffmängel sich durch diese Gaben einstellen können. Es ist zu umfangreich und würde auch dem Charakter dieser Lektüre nicht entsprechen, es soll ja keine medizinische Abhandlung sein. Ich möchte nur betonen, wenn Arzneimittel erforderlich sind, sollte man die hervorgerufenen Mikronährstoffdefizite ausgleichen. Diesen Ausgleich herbeizuführen, ist auch ein Ansatz, den Ärzte mit orthomolekularer Fachausrichtung verfolgen. In jedem Fall ist es wichtig, die Supplementierung mit Mikronährstoffen mit einem Arzt zu besprechen, bevor man eigenständig die Medikation verändert. Nachfolgend nenne ich beispielhaft Bereiche, die den Bedarf an Nährstoffgaben erforderlich machen könnten und die wohl die meisten Menschen betreffen.

Stress

verbraucht Vitalstoffe, da bei einem hohen Cortisolspiegel sich gleichzeitig auch unser Nährstoffbedarf erhöht. Die Verdauung leidet und damit wird auch die Nahrung ansich schlechter verwertet. Beeinflusst werden neben Vitamin C vor allem B - Vitamine.

Schmerzmittel

können bei einigen Präparaten Eisenverlust bewirken und bei länger andauernder Einnahme wird die Aufnahme von B - Vitaminen, insbesondere des Vitamins B 12, gestört. Der Vitamin - C - Haushalt ist betroffen und je nach Art des Mittels gibt es weitere Nährstoffstörungen. Auf den Beipackzetteln wird hauptsächlich darauf auch hingewiesen, dass das Risiko für Magengeschwüre und Blutungen erhöht ist.

Antibiotika

beeinflussen hauptsächlich Stoffwechselwege von Vitamin C, B 2, und K 2 und hemmen das Wachstum der guten Darmbakterien, die als Produzenten div. B - Vitamine bekannt sind. Darüber hinaus sind verschiedene Folgen denkbar, die ein Eingriff in die natürliche Darmflora mit sich bringt.

Cholesterinsenker

machen oft Probleme in den Beinen (Schmerzen oder Krämpfe) und stören die Stoffwechselwege von Co - Enzym Q 10. Es entsteht ein Mangel der Vitamine D 3, B 6, B 12 und Folsäure (siehe Buchskizze).

Blutdruckmittel

stören den Vitamin - C - Haushalt. Einige Mittel binden sich im Körper an Zink, was Auswirkungen haben kann auf bestimmte Körperzellen und auf das Immunsystem. Der Säure - Basen - Haushalt kann gestört werden. Bei längerer Einnahmedauer kann der Coenzym Q 10 – Spiegel beeinflusst werden und ein Mangel an Folsäure, Niacin und Vitamin B 6 erzeugt werden.

Und um hier mal eine Richtung zu formulieren, mache ich folgenden Vorschlag für eine

Grundversorgung

Vitamine:
A (Retinol), C (Ascorbat), B 1 (Thiamin), B 2 (Riboflavin), B 3 (Nikotinat), B 5 (Pantothenat), B 6 (Pyridoxin), B 12 (Cyanocobalamin), Folsäure, Biotin, Beta Carotin, D (Cholecalciferol) und E (Tocopherol);

Mineralien und Spurenelemente:
Magnesium, Kalzium, Kalium, Phosphat, Zink, Mangan, Bor (für Kinder und Jugendliche ist eine Ergänzung nicht zu empfehlen), Kupfer (ebenso nicht für Kinder / Jugendliche), Selen, Chrom, Molybdän;

andere Mikronährstoffe:
Grünteeextrakt, Zitrusbioflavonoide, Inositol, Coenzym Q-10, N-Acetyl-Glucosamin, Chondroitinsulfat;

Aminosäuren:
L-Lysin, L-Prolin, L-Arginin, L-Carnitin, L-Cystein, Taurin.

Einige Firmen bieten Komponenten einer solchen Grundversorgung an. Man kommt nicht umhin, sich mit den jeweiligen Inhaltsangaben zu beschäftigen. In ungefähr dieser Zusammensetzung wurden afrikanischen Ländern Zellvitalstoffe kostenlos zur Verfügung gestellt (Initiative Dr. Rath –

Stiftung). Die Grundversorgung sollte aber **nicht** bei allen Krankheitsbildern grundsätzlich zuerst angewendet werden. Bei Autoimmunkrankheiten sollte man, flach ausgedrückt, ein Immunsystem, welches unter „Gedächtnisverlust" leidet, dieses nicht noch „wild machen". Es empfiehlt sich, zunächst eine Kombination von Lysin, Prolin, Arginin, Vitamin C, Magnesium, Grünem Tee, N – Acetyl – Cystein, um entzündliche Prozesse einzuschränken. Vom Preis und Inhalt her kann man EpiQuercican von Dr. Rath empfehlen. Oder man kombiniert die Produkte anderer Anbieter. Dies mag man langsam in der Dosis steigern und erst sehr viel später die Grundversorgung hinzufügen. Nun gibt es viele Firmen, die Pillen herstellen, die die aufgezeigten Vorstellungen der Grundversorgung bedienen. Für den Einstieg zur Behandlung von Krebs und Autoimmunkrankheiten mag zusätzlich die Gabe von NADH und Co - Enzym - Q 10 hilfreich sein. Im Internet sind zahlreiche Firmen und Apotheken unterwegs, die auch telefonische Beratung anbieten. Es finden sich auch Vereine und Verbände, die Fachberatung zu Nahrungsergänzungen anbieten.

Beispiele der Eigenschaften zu Aminosäuren

Lysin / Prolin

Im Kollagen machen Lysin und Prolin etwa 25 % aller Aminosäure - Bausteine aus. Da der Körper Lysin u. Prolin nur zum Teil und in sehr geringen Mengen herstellen kann, gibt es keine Alternative dafür, dies in Pillenform zuzuführen. Und es ist besonders in Synergie mit anderen Mikronährstoffen wirkungsvoll. Weitergehendes ist im Buchtext erörtert.

Karnitin

Karnitin hat sowohl etwas mit Energiegewinnung bzw. mit dem Energieumsatz der Zellen zu tun, als auch mit dem Fettstoffwechsel.

Arginin

Arginin hat eine Wirkung auf die Entspannung glatter Muskelzellen und die Normalisierung des Blutdrucks. Es hat Bedeutung im Zusammenspiel mit Stickstoff in Hinblick auf die Überleitung von Nervenreizen, hat Einfluss auf die Blutgerinnung und auf die Immunabwehr; es spielt sogar beim Sex des Mannes eine organisch - funktionelle Rolle.

Cystein

Cystein ist mit seinen zahlreichen Stoffwechselfunktionen in Hinblick auf Glutathion - Bildung hervorzuheben und hat einen positiven Einfluss auf die Elastizität in Bezug auf den Kollagenaufbau. Und mit dem Bau von Eiweißstrukturen ist es an der Insulin – Produktion beteiligt. Als verstoffwechseltes Abbauprodukt von Cystein entsteht im Körper u. a. Taurin.

Taurin

Es kommt im Herzen, in Nervenzellen und weißen Blutkörperchen vermehrt vor und entsteht bedingt als eine essenzielle Nährstoff – Substanz aus Cystein und Methionin. In „Energie – Getränken" mit hohem Koffein – Gehalt erhebt man den Anspruch, die mentalen Fähigkeiten zu erhöhen.

Bioflavonoide

haben eine zigfache höhere Potenz hinsichtlich ihrer antioxidativen Wirkung von Vitamin C bzw. Vitamin E. Sie unterstützen die Wirksamkeit von Vitamin C, indem sie in Verbindung mit Glutathion das oxidierte Vitamin C in seine aktive Form zurückführen können. Man vermutet, dass Flavonoide die Blut - Hirn - Schranke (BHS) überwinden und für umfassenden Schutz von Hirn und Rückenmark sorgen und Schutz vor Schädigungen durch Freie Radikale bieten und spricht ihnen eine heilende Auswirkung auf Depressionen nach. Die BHS trennt effektiv Blutzellen und Myelin (nervenumhüllender Stoff). Die BHS ist eine Schranke, weil dort Kapillare sehr feste und dichte Wände haben, die nur im Zentralen Nervensystem (ZNS) zu finden sind und ein Schutzwall für das Hirn (und ZNS) ist vor Giftstoffen, Viren oder Bakterien und sogar den weißen Blutkörperchen. Werden dort die festen Verbindungen (Kollagenfibrillen), welche die Gefäßwände zusammenhält, aufgelöst, wird die Hirnschranke durchlässiger. Z. B. infolge einer Infektion oder durch (chemisch-) hochtoxische Stoffe, die entstehen, weil hochreaktive Substanzen immer entstehen, wenn eine nicht geringe Menge eingedrungener Organismen vernichtet wurden. Es kann angenommen werden, dass Flavonoide die Verbindungen zwischen den Nervenzellen und dadurch die zelluläre Kommunikation verbessern hilft. Flavonoide sind in vielen Nahrungsergänzungen einzeln oder als Bioflavonoid - Komplex oder auch in Multipräparaten enthalten. Besonders angeboten werden **Resveratrol** aus Weintrauben und Rotwein gewonnen, die **Catechine**, die **aus** dem **Grünen Tee** isoliert werden und Hesperidin vornehmlich aus Zitrusfrüchten hergestellt. Bioflavonoide werden auch „Vitaminverstärker" genannt, die synergetisch als Antioxidantien u. a. Radikale „einfangen" und außerdem eine große Bereitschaft haben, sich mit Enzymen zu verbinden und sich an Kollagenstrukturen zu koppeln, wodurch die Zellmatrix geschützt werden kann. Bioflavonoide sind ein Sammelbegriff von div. Flavonoiden, die man früher Vitamin P nannte; z. B. **Hesperidin, Naringin, Quercetin oder Rutin.** Meist werden „Zitrus - Bioflavonoide" in verschiedenen Dosierungen und Zusammenstellungen angeboten, oft durch Quercetin ergänzt.

Meist verwendet werden folgende Komponenten:

Naringin

ist ein Glycosid und gehört zur Stoffgruppe natürlicher Polyphenole und ist wegen seiner möglichen Wirkungen auf Arzneistoffe oft nicht einbezogen. Naringin ist der Bitterstoff in Grapefruits, Pampelmusen und Pomelos. Er vermag Wirkungen zu haben in Hinblick auf Aussonderung von alten roten Blutzellen, normalisiert das Volumen roter Blutkörperchen, kann die Wirkung von Alkohol hemmen, Magengeschwüren vorbeugen, kann die Bioverfügbarkeit (Halbwertzeiten verlängernd) einiger Substanzen und Arzneimittel fördern (auch Koffein) und ist ein Cholesterinsenker (speziell Triglyceride). Natürlich sollte man bei gleichzeitiger Einnahme von Medikamenten seinen Arzt befragen.

Quercetin

ist ein gelber Naturfarbstoff aus der Gruppe der Polyphenole und Flavonoide und kommt in der Natur als Glycosid oder Methylether vor. Quercetin findet man in Zwiebeln (bes. in den äußeren Ringen), Kapern, Liebstöckel, im Tee (Camellia sinensis), in Heidelbeeren, im Grünkohl, in roten Trauben, im Schnittlauch, in Zirusfrüchten, im Brokkoli, in grünen Bohnen, in Kirschen, in schwarzen Johannisbeeren, in Brombeeren, in Preiselbeeren, in der süßen Eberesche, im Sanddorn, in Tomaten (aus biologischem Anbau 80 % höherer Anteil), in Erdbeeren, in Guaven und im Johanniskraut. Quercetin kann dazu beitragen, eine Colitis zu lindern.

Hesperidin

findet man in unreifen Citrus-Früchten und Olivenblättern. Es fördert die Integrität von Kapillaren und hat eine Wirkung auf variкösen Venen (Krampfadern). Ein Cholesterinsenker, dem auch noch positive Auswirkungen bei Hitzewallungen (Menopause), Wirkungen gegen Viren (Herpes / Influenza) und unterstützende Wirkungen bei verschiedenen Krebsarten (Mund, Speiseröhre, Darm oder Brust) zugeschrieben werden.

Rutin

gehört zur Gruppe der Flavonole und ist ein Glycosid von Quercetin. Rutin finden wir in Rotwein, Buchweizen, Knoblauch, Eukalyptus oder Pfefferminz und wird aber hauptsächlich in Reinform aus China und Brasilien exportiert. Man extrahiert es aus Knospen des japanischen Schnurbaums oder gewinnt es aus einer nur in Brasilien vorkommenden Urwaldpflanze. Es soll eine hemmende Wirkung hinsichtlich der anormalen Zusammenballung von Blutplättchen haben und soll ebenso die Freisetzung von Histamin aus den Mastzellen hemmen, was bei Allergien eine Rolle spielt. Neben Entzündungsvorbeugung soll es Wirkungen gegen bestimmte Viren und Bakterien haben. Es ist nicht gesichert, ob es Quecksilber zu binden vermag und ob es förderlich für das Sehvermögen ist. Zusammenfassend gelten alle Zitrus - Bioflavonoide als blutdruck- und cholesterinsenkende Substanzen und bei Wechseljahrbeschwerden soll insbesondere Hesperidin gut wirken. Speziell wirkt Quercetin der Glutathions - Entleerung entgegen (siehe NADH und Atmungskette).

Forschung und Rendite

Schade, dass die Forschung zu sehr pharmaorientiert arbeitet und nach patentierbaren Lösungen sucht. Inzwischen findet man eine Komposition von Vitamin B 6 und B 12, die patentiert wurde. Für teures Geld findet es sich in Apotheken; Zellular Medizin ist auch nicht billig, aber billiger als so eine Komposition von gerade 2 Vitaminen. Alternative Ansätze bringen nun mal oft keine Geld - Renditen ein. Mag die Pharma mit einem auf das menschliche Wohl bedachten Image werben: der „Monsanto - Begriff" ist es nicht, wenn eine Firma in Deutschland ausgerechnet diese Firma aufkauft. Und da gibt es die Forschungsförderung, die ein Protest - Thema für sich ist, zumal Wissenschaftler auf Drittförderung durch die Wirtschaft angewiesen sind. Und auch der medizinische Berufsweg ist oft auf eine gewisse „An - Bindung " hinsichtlich der Forschung festgelegt, die gewinnorientiert sein soll.

Umsetzung der Blutgruppenernährung

Als Diabetiker benötigen Sie einen hohen Anteil an Ballaststoffen aus Gemüse, Obst und Vollkornprodukten. Es gibt so viel andere Brotarten, die keinen Weizenanteil haben, die sich zu probieren lohnen. Fertigmischungen kann man aufwerten. Anstatt Wasser kann man den Eiweißanteil leicht erhöhen mit div. aus Pflanzen oder Mandeln hergestellte Milch. Man mag einen guten Schuss Öl und gekeimte Körner aus Leinsamen hinzufügen. Oder man mischt ein wenig Leinsaatmehl oder Haferflocken unter. Anstatt Salz, füge man der Mischung „Swema - Gemüsebrühe hinzu. Die Erfinder schafften es, 60 Prozent Gemüse in diese Brühe einzubringen. Übliche haben vielleicht 4 Prozent, obwohl sie merkwürdigerweise als schmackhafter von Vergleichsverkostern bewertet wurden. Eine Blutgruppen spezifische Faustregel könnte für Gemüse lauten: Grün ist die Farbe des Lebens. Wenn Vitamin D eingenommen wird, bekommt man aus dem Grünzeug auch die nötige Menge an Magnesium, wodurch die Supplementation unterstützt wird. Von Mangold, Brokkoli, Grünkohl bis Spinat. Wenn man sich die gängigsten Ausnahmen merken wollte, wäre es für Blutgruppe -0- z. B. Mais, Linsen, Blumenkohl, alle Arten von Kohl (auch Sauerkraut) und Rosenkohl.

Rüben, Kohlrabi und Spargel als „Megagemüse" kennen Sie; aber gehen Sie mal auf die Suche nach dem, was Sie vielleicht noch nie probierten, etwa Süßkartoffeln, Schwarzwurzeln, Pastinaken oder Topinambur. Ich persönlich bin zu faul zum Schnibbeln und habe die Tiefkühltruhen, die ich mir neben dem Joghurtbereiter anschaffte, mit tiefgefrorenem Gemüse bestückt. Verwenden Sie Olivenöl, so achten Sie bitte darauf, es nicht zu hoch beim Anbraten zu erhitzen. Sehr bekömmlich ist Traubenkernöl, Walnussöl oder Rapsöl, die etwas höhere Temperaturen vertragen. Bei Diabetikern ist eine kohlenhydratarme Ernährung und die Verwendung dieser Öle, die div. ungesättigte Fettsäuren haben, empfehlenswert. Essig sollten Sie ersetzen z. B. durch Soja- oder Tamarisauce, wobei die Geschmacksnerven gefragt sind, inwieweit Zitronensäure und Salz hinzugefügt werden könnten. Mit den verschiedensten tiefgefrorenen Bakterienkulturen (auch probiotisch genannt) erhält man erstaunliche Ergebnisse, wenn man Sojamilch damit impft. Zum Süßen eignet sich Ahornsirup sehr gut. Obst und Säfte haben zwar einen gewissen Zuckeranteil, es sollte aber nie der Grund sein, deshalb diesen Anteil der Nahrung zu vermindern. Althergebracht ist auch die Annahme, dass Nüsse (und deren Öle) das Cholesterin ansteigen lassen; das Gegenteil ist der Fall. Für Diabetiker sind sie ideal. Sojaprodukte sind nicht beliebt. Aber Sojaschnetzel beispielsweise in Gemüsebrühe aufgeweicht und dann gebraten, schmecken wie Fleisch. Versuchen Sie Cremefreche aus Soja. Gut, Tofu mögen die wenigsten, aber vielleicht Ziegen- und Schafskäse mit Marmelade aufs Brot. Oder zum Belegen der Pizza die etwas teurere Büffel - Mozzarella verwenden. Schwierig wird es in Gaststätten, wo außer Apfel- und Orangensaft, keine anderen Säfte angeboten werden (wieso eigentlich?). Nicht jeder muss gleich Pflaumensaft anbieten. Vitamingetränke oder Ananassaft würde ich gerne bestellen können. Das wird aber ein Wunschgedanke bleiben. Mittlerweile ist Grüner Tee jedoch zu bekommen; wobei man selbst die Zubereitung unter Kontrolle hat, da man kein kochendes Wasser verwenden sollte und üblicherweise sollte der Tee nicht länger als 3 – 5 Minuten ziehen, da er sonst zu bitter schmeckt. Aronia ist mittlerweile bekannter geworden. Mein Lieblingsgetränk besteht aus diesen Beeren. Die üblichen deutschen Gerichte, wie Sauerbraten, Püree mit Erbsen und Möhren, oder Haxe mit (Kartoffel-) Knödeln sind ja nicht großartig zu vermeiden. Holen Sie sich die Inspiration in Asia- oder Ökoläden und kaufen etwas, was Sie noch nicht kannten. So wurde ich auch kreativ z. B. bei der Zubereitung von Süßkartoffeln. Kurz- und kleingemixt nach dem Kochen mit Tamari-Zugabe ergab es eine süß - saure Soße. Mörsern / stampfen Sie doch mal, wie es vielfach Asiaten tun. Mit Knoblauch und Chili oder anderen scharfen Gewürzmitteln. Vielleicht entdecken Sie neue Nudelarten, oder nehmen Sie die gewöhnlichen aus Dinkel. Aus den asiatische Gepflogenheiten habe ich die Verwendung von Knoblauch, Ingwer und Koriander und Keimlingen übernommen.

Kurzbemerkungen zu Stickoxide

Ich würde Betroffenen mit Autoimmunerkrankung empfehlen, bei zu viel Homocystein, Lipoprotein (a), im Blut und zu viel Citrullin im Urin, mit dem behandelnden Arzt Gegenmaßnahmen zu besprechen (vielfach gibt er die Vitamine B 6 und B 12 hochdosiert oder verschreibt diese). Citrullin wird von Menschen vermehrt mit dem Urin ausgeschieden, wenn sie unter sogenanntem nitrosativen Stress leiden, also ein Ungleichgewicht im Körper, der durch ein Zuviel an Stickstoff entstanden ist. In der Buch - Skizze ist dies dargestellt. Es ist einfach eine Tatsache, dass Stickstoff grundsätzlich ein Energieräuber ist. Einen Citrollintest für Urin sollte es inzwischen in Apotheken geben. Nebenbei bemerkt halte ich nichts von Potenzmittel mit einer überhöhten Arginin - Citrullin - Mixtur. Es wirkt zwar. Aber der daraus resultierende viele Stickstoff im Körper fördert im Allgemeinen auch noch eine Entzündungsbereitschaft neben dem „Energiemangel" in den Zellen. Man sollte ohnehin Lebensmittel mit hohem Stickstoffgehalt vermeiden. Eisbergsalat z. B. ist meistens eine „Stickstoffbombe". Und biologisch angebaute Kartoffeln dürften in der Regel weniger stickstoffreich sein, als herkömmlich hergestellte. Kartoffeln haben auch eine günstige Kohlenhydrat – Bilanz. Weniger Kohlenhydrate haben auch Parboiled Reis und Naturreis gegenüber geschältem Reis. Und die in der Schale vorhandenen Nährstoffe bleiben zu 80 % im Parboiled Reis erhalten. Übrigens kann man in der ausgeatmeten Luft den über die Norm liegenden Stickstoffgehalt messen, wenn man den Verdacht auf zu viel Stickstoff im Körper hat, der sich schädlich auswirkt.

Schlussbemerkung

Die in Studien getesteten „Impf – Wirkstoffe" (als Mikronährstoff – Synergien) befinden sich in oral einzunehmende Kapseln für Erwachsene. Diese lassen sich öffnen und der Inhalt kann dann geringer dosiert -gem. dem Alter und Körpergewicht entsprechend- der Nahrung oder z. B. in Fruchtsäften zugesetzt werden. Mir lag viel daran, schnell die Informationen in dieser „Corona – Zeit" zu veröffentlichen, gerade mit Sorge, dass Impfstoffe der Industrie zwar zunächst die tödlichen Folgen einer Infektion abwenden oder die Aussicht auf einen milden Krankheitsverlauf vermitteln; jedoch stellt man das Impfen als sicheres Instrument dar, was zur Eindämmung der Pandemie führen würde. So wird gesagt, man könne sich nunmehr ohne Maske frei bewegen und alle Veranstaltungen besuchen. Wenn eine hohe Impfrate erreicht sei, könne man zu den hergebrachten Gewohnheiten zurückkehren. Es gibt eine Studie aus Großbritannien wonach sich Geimpfte grundsätzlich genauso u. a. mit der Delta – Variante anstecken, wenngleich nicht so häufig, wie Nicht – Geimpfte! Aus der Studie lässt sich nicht ableiten, inwieweit dies auch für Genesene zutrifft. Die Delta – Variante ist ansteckender und der Infizierte (so Prof. Lauterbach lt. seiner Auswertung neuester Studien) atmet die 1000 – fache Mengen an Viren aus, als es bei einer Infektion mit den herkömmlichen Coronaviren der Fall ist. Objektiv feststellbare Tatsachen weisen darauf hin, dass die Zahl der Infizierten in der Zeit der Europameisterschaften stark angestiegen war, obwohl die meisten Briten geimpft waren. Aus diesen Erkenntnissen müsste man in Deutschland entsprechende Konsequenzen ziehen und auch Geimpfte oder Genesene testen. Zumindest sollte man bei Großveranstaltungen die „Maskenpflicht" in Betracht ziehen, gleichgültig, ob es sich um geimpfte, genesene oder getestete Personen handelt. In den Schulen wird weiterhin getestet; bitte auch die geimpften oder genesenen Schüler nicht vergessen. Die „Schnelltests" sind effektiv, um die Delta – Variante zu erkennen (nach aktuellen Erkenntnissen). Werden sie kostenpflichtig für Ungeimpfte, kann man vorhersagen, dass sich nicht mehr so viele Menschen testen lassen werden. Niemandem ist damit gedient, auf die Fehler in der Vergangenheit hinzuweisen, daher denke ich, mit den zuvor genannten Informationen eher dazu beitragen zu können, dass die Zahl der Infektionen gesenkt werden kann. Die statistischen Zahlen, die erhoben werden, sprechen für einen weiteren Anstieg der Infektionen mit der Delta – Variante und da gibt es eigentlich keine Alternative, als Mikronährstoffsynergien zu nutzen, zumal man kaum absehen kann, welche Varianten sich noch zeigen. Wie lange soll denn der Impfstoff wirksam sein? Ein Jahr? Oder vielleicht noch länger? Oder muss man sich angesichts der neuen Varianten nachimpfen lassen? Ist es denn angedacht, den Bürger ein Leben lang mit dem Bauplan des Spike – Proteins von einem Virus zu malträtieren? Und wer behauptet denn, dass man zum Erfolg für die Pandemiebekämpfung, wie jetzt beschlossen, dafür sorgen soll, dass schon 12 – jährige Kinder sich impfen lassen sollten? Irgendwie befinden sich die Politiker „auf dem falschen Dampfer". Die Informationen zur Impfvorsorge durch Mikronährstoffsynergien liegen ihnen vor. Sie wurden sogar an die Staatsoberhäupter der ganzen Welt versandt. Jetzt ist der Zeitpunkt gekommen, hier national zu beobachten, wie sich Geimpfte, Genesene und Kinder vor einer Infektion mit der Delta – Variante schützen können. Wenn sich sowohl Wissenschaftler darum begleitend kümmern würden und Politiker ihre Augen nicht vor dieser Alternative verschließen. Bei Ungeimpften kann eine SARS – CoV – 2 – Infektion symptomfrei verlaufen und wir kennen die Symptome ja, die wir bei einer Infektion merken, wie anhaltender Husten, Halsschmerzen, Kopfschmerzen, Fieber, Kurzatmigkeit oder Geruchsverlust. Im Falle einer Infektion ist der Krankheitsverlauf bei Geimpften regelmäßig milder. Da man gerade Niesen und Halsweh auch von einer Erkältung kennt, besteht vor allem bei Geimpften mit milden Symptomen Verwechslungsgefahr mit einem grippalen Infekt. Wer zum Beispiel ständig niesen muss, sollte daher vorsichtshalber einen Corona – Test machen, um eine SARS-CoV-2-Infektion mit einer Virusvariante auszuschließen. Sicher ist, das Virus wird uns weiter begleiten im Rachen von Kindern, Geimpften oder Genesenen.

Getreide und deren Produkte

	A	B	0	AB
Amaranth	sehr bek.	nein	neutral	neutral
Bagels (Weizen)	neutral	nein	nein	neutral
Brot aus Naturreis	neutral	sehr bek.	neutral	sehr bek.
Basmatireis	sehr bek.	neutral	neutral	sehr bek.
Buchweizen	sehr bek.	nein	neutral	nein
Bulgur	neutral	nein	nein	neutral
Cornflakes	neutral	nein	nein	nein
Couscous	neutral	nein	nein	neutral
Crunchy	nein	neutral	nein	neutral
Dinkel	neutral	sehr bek.	neutral	sehr bek.
Dinkelbrot	neutral	neutral	neutral	neutral
Dinkelmehl	neutral	neutral	neutral	neutral
Essener Brot	sehr bek.	sehr bek.	sehr bek.	sehr bek.
Gerste	neutral	nein	neutral	neutral
Gerstenmehl	neutral	nein	neutral	eher nein
Glutenhaltiges Mehl	neutral	neutral	neutral	neutral
Glutenfreies Brot	neutral	sehr bek.	neutral	neutral
Haferkleie	neutral	neutral	nein	sehr bek.
Haferkleie-Muffins	neutral	neutral	nein	neutral
Hafermehl	sehr bek.	sehr bek.	nein	sehr bek.
Haferschrot	neutral	sehr bek.	nein	sehr bek.
Hartweizenmehl	neutral	nein	nein	neutral
Hartweizengrieß	neutral	nein	nein	neutral
Hartweizenbrot	neutral	nein	nein	sehr bek.
Hirse	neutral	sehr bek.	neutral	sehr bek.
Hirsebrot	neutral	sehr bek.	neutral	sehr bek.
Kamut (ägypt. Weizen)	neutral	nein	neutral	nein
Knäckebrot	neutral	nein	neutral	sehr bek.
Maismehl-Muffins	neutral	nein	nein	nein

	A	B	0	AB
Maisschrot	neutral	nein	nein	nein
Mehrkornbrot	eher nein	nein	nein	neutral
Mehrkornmischung	eher nein	nein	neutral	neutral
Naturreis	neutral	neutral	neutral	sehr bek.
Pasta (aus Weizengrieß)	neutral	nein	nein	neutral
Puffhirse	neutral	sehr bek.	neutral	neutral
Puffreis	neutral	sehr bek.	neutral	sehr bek.
Pumpernickel	nein	nein	nein	neutral
Quinoa	neutral	neutral	neutral	neutral
Reisflocken	neutral	neutral	neutral	neutral
Reiskleie	neutral	sehr bek.	neutral	sehr bek.
Reismehl	sehr bek.	sehr bek.	neutral	sehr bek.
Reiswaffeln	sehr bek.	sehr bek.	neutral	sehr bek.
Roggen	neutral	nein	neutral	sehr bek.
Roggenbrot	neutral	nein	neutral	sehr bek.
Roggenmehl	sehr bek.	nein	neutral	sehr bek.
Sobanudeln (Buchw.)	sehr bek.	nein	neutral	nein
Sojabrot	sehr bek.	neutral	neutral	sehr bek.
Topinambur	sehr bek.	neutral	neutral	nein
Vollreisbrot (Naturreis)	neutral	sehr bek.	neutral	sehr bek.
Weißer Reis	neutral	neutral	neutral	sehr bek.
Weizenauszugsmehl	nein	neutral	neutral	neutral
Weizenflocken	nein	nein	nein	neutral
Weizenkeime	nein	nein	nein	neutral
Weizenkeimbrot	sehr bek.	nein	nein	sehr bek.
Weizenkeimmehl	neutral	neutral	nein	sehr bek.
Weizenschrot	nein	nein	nein	neutral
Weizenkleie	nein	nein	nein	neutral
Weizenkleie Muffins	nein	nein	nein	neutral
Weizenvollkornbrot	nein	nein	nein	neutral
Weizenvollkornmehl	nein	nein	nein	neutral
Wilder Reis	neutral	nein	neutral	sehr bek.

nicht aufgelistet. Grünkern = unreifer Dinkel, meist rauchgetrocknet angeboten

Milch / Milchprodukte

	A	B	0	AB
Blauschimmelkäse	nein	neutral	nein	nein
Brie	nein	neutral	nein	nein
Butter	nein	neutral	neutral	eher nein
Buttermilch	nein	neutral	nein	nein
Camembert	nein	neutral	nein	nein
Farmer Käse	neutral	sehr bek.	neutral	sehr bek.
Fettarme Milch (1,5 %)	nein	sehr bek.	nein	neutral
Hüttenkäse	nein	sehr bek.	nein	sehr bek.
Joghurt	neutral	sehr bek.	nein	sehr bek.

Kuhmilchkäsen (z. B. Cheddar, Colby, Edamer, Emmentaler, Frischkäse, Gruyère, Gouda, Jarlsberg, Monterey Jack, Münster,Neufechâtel usw.)------

	A	B	0	AB
	nein	neutral	nein	neutral
Kefir	neutral	sehr bek.	nein	sehr bek.
Magermilch (0,3 %)	nein	sehr bek.	nein	neutral
Molke	nein	neutral	nein	neutral
Mozzarella	neutral	sehr bek.	neutral	sehr bek.
Parmesan	nein	neutral	nein	nein
Provolone	nein	neutral	nein	nein
Ricotta	neutral	sehr bek.	nein	sehr bek.
Saure Sahne	eher nein	sehr bek.	eher nein	sehr bek.
Schafskäse	neutral	sehr bek.	neutral	sehr bek.
Sojakäse (-milch)	sehr bek.	neutral	neutral	sehr bek.
Sorbet	nein	neutral	nein	nein
Speiseeis	nein	eher nein	nein	nein
Vollmilch	nein	neutral	nein	nein
Ziegenmilch	neutral	sehr bek.	eher nein	sehr bek.
Ziegenkäse	neutral	sehr bek.	neutral	sehr b

Tierische Nahrung

	A	B	0	AB
Büffel	nein	neutral	sehr bek.	nein
Ente	nein	eher nein	neutral	nein
Gans	nein	eher nein	neutral	nein
Huhn	neutral	nein	neutral	nein
Hammel	nein	sehr bek.	sehr bek.	sehr bek.
Herz	nein	neutral	sehr bek.	nein
Kaninchen	eher nein	sehr bek.	neutral	sehr bek.
Kalb	nein	neutral	sehr bek.	eher nein
Lamm	eher nein	sehr bek.	sehr bek.	sehr bek.
Leber	nein	neutral	sehr bek.	neutral
Rebhuhn	nein	nein	neutral	nein
Rind	nein	neutral	sehr bek.	nein
Schinken	nein	eher nein	eher neutral	nein
Schwein	nein	eher nein	eher neutral	nein
Speck	nein	eher nein	eher neutral	nein
Truthahn	neutral	neutral	neutral	sehr bek.
Wachtel	nein	nein	neutral	nein
Wild	nein	sehr bek.	sehr bek.	nein

Personen mit der Blutgruppe «A» und «AB» haben eigentlich Probleme mit zu wenig Magensäure. Viele berichten, dass sie gerne rotes Fleisch essen und es sehr gut vertragen

Meeresfrüchte

	A	B	0	AB
Aal	nein	nein	neutral	nein
Alse	nein	sehr bek.	sehr bek.	sehr bek.
Auster	nein	sehr bek.	neutral	nein
Flunder	nein	neutral	sehr bek.	neutral
Flußbarsch	sehr bek.	neutral	sehr bek.	neutral
Flußkrebs	nein	nein	neutral	nein
Froschschenkel	nein	nein	neutral	nein
Garnelen	nein	nein	neutral	nein
Gelbschwanz	neutral	sehr bek.	sehr bek.	nein

	A	B	0	AB
Baumwollsaatöl	nein	nein	nein	nein
Ceshewnüsse	nein	nein	nein	neutral
Distelöl	nein	nein	neutral	nein
Dorschleber (Lebertran-) Öl	neutral	neutral	neutral	neutral
Erdnüsse	sehr bek	nein	nein	sehr bek.
Erdnußbutter	sehr bek.	nein	nein	sehr bek.
Erdnußöl	eher nein	nein	nein	eher nein
Eßkastanien (Maronen)	neutral	neutral	neutral	sehr bek.
Haselnüsse	neutral	neutral	neutral	nein
Kürbiskerne	sehr bek.	nein	sehr bek.	nein
Leinsaatöl	sehr bek.	neutral	sehr bek.	neutral
Macadamianüsse	neutral	neutral	neutral	neutral
Maiskeimöl	nein	nein	neutral	nein
Mandelmus	neutral	neutral	eher nein	neutral
Mandeln	neutral	neutral	eher nein	neutral
Mohnsamen	neutral	nein	nein	neutral
Olivenöl	sehr bek.	sehr bek.	sehr bek.	sehr bek.
Traubenöl	neutral	sehr bek.	sehr bek.	neutral
Rapsöl	neutral	neutral	sehr bek.	neutral
Paranüsse	nein	nein	nein	nein
Pekanüsse	eher nein	neutral	eher nein	eher nein
Pinienkerne	neutral	nein	eher nein	neutral
Pistazien	nein	nein	nein	nein
Sesamöl	nein	nein	neutral	nein
Sesampaste (Tahini)	neutral	nein	neutral	nein
Sesamsamen	neutral	nein	neutral	nein
Sonnenblumenöl	neutral	nein	neutral	nein
Sonnenblumenkerne	neutral	nein	neutral	nein
Sonnenblumenmus	neutral	neutral	neutral	nein
Walnüsse	neutral	neutral	sehr bek.	sehr bek.
Walnussöl	neutral	neutral	sehr bek.	sehr bek.

Menschen mit Blutgruppe -A- sollten bei Leberproblemen mit Muss vorlieb nehmen. Mit Blutgruppe -B- eher auf Nüsse und Samen verzichten.
Bei Blutgruppen -AB- und -B- ist die Verwendung von Ghee zu empfehlen (indisches Erzeugnis aus abgeklärter Butter).

	A	B	0	AB
Hai	neutral	neutral	neutral	neutral
Hecht	neutral	sehr bek.	sehr bek.	sehr bek.
Hechtbarsch	sehr bek.	sehr bek.	sehr bek.	sehr bek.
Heilbutt	nein	neutral	neutral	nein
Hering (frisch)	nein	nein	sehr bek.	neutral
Hering (mariniert)	nein	neutral	neutral	nein
Hummer	nein	sehr bek.	sehr bek.	nein
Jakobsmuscheln	sehr bek.	sehr bek.	sehr bek.	sehr bek.
Kabeljau (Dorsch)	nein	eher nein	nein	neutral
Kalmar (Tintenfisch)	nein	neutral	neutral	neutral
Krake	nein	neutral	nein	eher nein
Karpfen	sehr bek.	sehr bek.	nein	neutral
Katzenfisch	nein	neutral	neutral	neutral
Kaviar	nein	nein	neutral	neutral
Krabben	nein	neutral	sehr bek.	nein
Lachs	sehr bek.	sehr bek.	neutral	neutral
Lachsforelle	sehr bek.	sehr bek.	sehr bek.	sehr bek.
Makrele	sehr bek.	sehr bek.	neutral	sehr bek.
Meerbrassen	neutral	nein	neutral	sehr bek.
Meerschnecken	nein	nein	sehr bek.	nein
Miesmuschel	nein	neutral	neutral	neutral
Regenbogenforelle	sehr bek.	sehr bek.	sehr bek.	sehr bek.
Rotbarsch	neutral	neutral	neutral	sehr bek.
Roter Schnapper	sehr bek.	nein	neutral	sehr bek.
Sardellen (Anchovis)	nein	sehr bek.	sehr bek.	nein
Sardine	sehr bek.	sehr bek.	neutral	sehr bek.
Schellfisch	nein	neutral	neutral	nein
Schildkröten	neutral	neutral	sehr bek.	neutral
Schwertfisch	neutral	sehr bek.	sehr bek.	sehr bek.
Seehecht	nein	sehr bek.	neutral	sehr bek.
Seeteufel	sehr bek.	neutral	sehr bek.	neutral
Seezunge	nein	neutral	neutral	neutral
Seebarsch	neutral	nein	neutral	nein
Seeohr	neutral	nein	neutral	neutral
Sonnenfisch	nein	neutral	neutral	nein
Streifenbarsch	neutral	nein	sehr bek.	neutral
Stör	neutral	sehr bek.	neutral	sehr bek.
Räucherlachs	nein	nein	nein	nein
Venusmuschel	neutral	neutral	neutral	sehr bek.
Weinbergschnecken	sehr bek.	neutral	neutral	sehr bek.
Weißer Thun	neutral	neutral	sehr bek.	neutral
Weißfisch	sehr bek.	sehr bek.	neutral	sehr bek.
Weißbarsch	neutral	neutral	neutral	neutral
Zackenbarsch	sehr bek.	sehr bek.	neutral	sehr bek.
Ziegelfisch	nein	neutral	sehr bek.	neutral

Gemüse

Gemüse	A	B	0	AB
Abalonepilze	neutral	neutral	neutral	neutral
Alfalfasprossen	sehr bek.	neutral	nein	sehr bek.
Algen	neutral	neutral	sehr bek.	neutral
Artischocken	sehr bek.	nein	sehr bek.	nein
Auberginen	neutral	neutral	nein	sehr bek.
Austernpilze	neutral	neutral	neutral	neutral
Avocados	neutral	neutral	neutral	nein
Bambussprossen	neutral	neutral	neutral	neutral
Blumenkohl	neutral	sehr bek.	nein	sehr bek.
Brokkoli	sehr bek.	sehr bek.	sehr bek.	sehr bek.
Brunnenkresse	neutral	neutral	neutral	neutral
Champignons	neutral	neutral	neutral	neutral
Chicorée	sehr bek.	neutral	sehr bek.	neutral
Chilischoten	nein	sehr bek.	neutral	nein
Chinakohl	nein	sehr bek.	nein	neutral
Daikon (japan. Rettich)	neutral	neutral	neutral	neutral
Eisbergsalat	neutral	neutral	neutral	neutral
Endivien	neutral	neutral	neutral	neutral
Enokipilze	neutral	neutral	neutral	neutral
Eskarol (Winterendivie)	sehr bek.	neutral	sehr bek.	neutral
Fenchel	neutral	neutral	neutral	neutral
Frühlingszwiebeln	neutral	neutral	sehr bek.	neutral
Gartenkürbis	sehr bek.	nein	sehr bek.	sehr bek.
Gelbe Kohlrüben	sehr bek.	neutral	neutral	neutral
Gemüsezwiebeln	sehr bek.	sehr bek.	sehr bek.	sehr bek.
Grünkohl	sehr bek.	sehr bek.	sehr bek.	sehr bek.
Gurken	neutral	neutral	nein	neutral
Kartoffeln	nein	neutral	nein	neutral
Kohlrabi	sehr bek.	neutral	sehr bek.	neutral
Kopfsalat	neutral	neutral	neutral	neutral
Löwenzahn	sehr bek.	neutral	sehr bek.	sehr bek.
Mais (weiß und gelb)	neutral	nein	nein	nein
Mangold	neutral	neutral	neutral	neutral
Meerrettich	sehr bek.	neutral	sehr bek.	neutral
Melonenkürbis	neutral	neutral	neutral	neutral

Gemüse	A	B	0	AB
Möhren	sehr bek.	sehr bek.	neutral	neutral
Mongobohnensprossen	neutral	nein	neutral	nein
Oliven grün	neutral	nein	neutral	neutral
Oliven schwarz	nein	neutral	nein	nein
Okra (Gumbo)	sehr bek.	neutral	sehr bek.	neutral
Pak-choi (chin. Blätterkohl)	neutral	neutral	sehr bek.	neutral
Paprikaschoten rot	nein	sehr bek	neutral	nein
Paprikaschoten grün	nein	sehr bek.	neutral	nein
Paprikaschoten gelb	sehr bek.	sehr bek.	sehr bek.	sehr bek.
Pastinaken	sehr bek.	neutral	sehr bek.	neutral
Porree	neutral	neutral	sehr bek.	neutral
Radicchio	neutral	neutral	neutral	neutral
Radischen	neutral	nein	neutral	nei
Rettiche	neutral	nein	neutral	nein
Rettichsprossen	sehr bek.	neutral	sehr bek.	neutral
Römischer Salat	neutral	neutral	neutral	neutral
Rosenkohl	nein	neutral	nein	sehr bek.
Rote Rüben	neutral	sehr bek.	neutral	sehr bek.
Rübengrün	sehr bek.	sehr bek.	sehr bek.	sehr bek.
Rucola	neutral	neutral	neutral	neutral
Schalotten	neutral	neutral	neutral	neutral
Senfkohlblätter	neutral	neutral	nein	sehr bek.
Shiitakepilze	neutral	neutral	nein	neutral
Spargel	neutral	neutral	neutral	neutral
Spinat	sehr bek.	neutral	sehr bek.	sehr bek.
Staudensellerie	neutral	neutral	neutral	neutral
Steckrüben	neutral	neutral	neutral	neutral
Süßkartoffeln	nein	neutral	sehr bek.	sehr bek.
Rüben weiße	sehr bek.	neutral	sehr bek.	sehr bek.
Tempeh	sehr bek.	nein	neutral	sehr bek.
Tofu	sehr bek.	nein	neutral	sehr bek.
Tomaten	nein	nein	neutral	neutral
Topinambur	sehr bek.	neutral	sehr bek.	neutral
Wasserkastanien	neutral	neutral	neutral	neutral
Weißkohl	nein	neutral	nein	sehr bek.
Yamswurzeln	neutral	neutral	neutral	neutral
Zucchini	neutral	neutral	neutral	neutral
Zwiebeln	sehr bek.	neutral	sehr bek.	neutral

Obst / Früchte, Säfte

	A	B	0	AB
Ananas	sehr bek.	sehr bek.	neutral	sehr bek.
Ananassaft	sehr bek.	sehr bek.	sehr bek.	neutral
Äpfel	neutral	neutral	neutral	neutral
Apfelsaft	neutral	neutral	nein	neutral
Aprikosen / -Saft	sehr bek.	sehr bek.	neutral	neutral
Bananen	nein	sehr bek.	neutral	nein
Bier	nein	neutral	neutral	neutral
Birnen / -Saft	neutral	neutral	neutral	neutral
Blaubeeren	sehr bek.	neutral	neutral	neutral
Brombeeren	sehr bek.	neutral	nein	sehr bek.
Datteln	neutral	neutral	neutral	neutral
Diätlimonade	nein	nein	neutral	nein
Dörrpflaume	sehr bek.	neutral	neutral	neutral
Erdbeeren	neutral	neutral	nein	neutral
Feigen	sehr bek.	neutral	sehr bek.	sehr bek.
Gemüsesaft (bek. Sorten)	neutral	neutral	neutral	neutral
Granatäpfel	neutral	nein	neutral	nein
Grapefruits	sehr bek	neutral	neutral	sehr bek.
Grapefruitsaft	sehr bek.	neutral	neutral	neutral
Grüner Tee	sehr bek.	sehr bek.	neutral	sehr bek.
Guaven / -Saft	neutral	neutral	neutral	nein
Gurkensaft	neutral	neutral	neutral	neutral
Himbeeren	neutral	neutral	nein	neutral
Holunderbeeren	neutral	neutral	neutral	neutral
Johannisbeeren	neutral	neutral	neutral	neutral
Honigmelonen	nein	neutral	nein	neutral
Kaffee	sehr bek.	neutral	neutral	neutral
Kaktusfeigen	neutral	nein	neutral	neutral
Kantalupmelonen	nein	neutral	nein	neutral
Kiwis	neutral	neutral	neutral	sehr bek.
Kirschen	sehr bek.	neutral	neutral	sehr bek.
Kirschsaft	sehr bek.	neutral	sehr bek.	sehr bek.
Kochbananen	nein	neutral	nein	neutral
Kohlsaft	neutral	sehr bek.	nein	sehr bek.
Kokosnüsse	nein	nein	nein	nein
Kumquats	neutral	neutral	neutral	neutral
Limetten	neutral	neutral	neutral	neutral
Limonade	nein	nein	nein	nein
Litschis	neutral	neutral	neutral	neutral
Mandarinen	nein	neutral	nein	neutral
Mangos	nein	neutral	nein	nein
Mineralwasser	nein	nein	neutral	neutral
Möhrensaft	sehr bek.	neutral	sehr bek.	sehr bek.
Nektarinen	neutral	neutral	neutral	neutral
Orangen / -Saft	nein	neutral	nein	nein

	A	B	0	AB
Papaya / -Saft	nein	sehr bek.	neutral	neutral
Persimonen (Kakis)	neutral	nein	neutral	nein
Pflaumen	sehr bek.	sehr bek.	sehr bek.	sehr bek.
Pflaumensaft	sehr bek.	neutral	sehr bek.	neutral
Preiselbeeren / -Saft	sehr bek.	sehr bek.	neutral	sehr bek.
Rhabarber	nein	neutral	nein	nein
Rosinen	neutral	neutral	neutral	neutral
Rotwein	sehr bek.	neutral	neutral	neutral
Schwarzer Tee	nein	neutral	nein	nein
Selleriesaft	sehr bek.	neutral	neutral	sehr bek.
Stachelbeeren	neutral	neutral	neutral	sehr bek.
Sternfrucht (Karambola)	neutral	neutral	neutral	neutral
Tomatensaft	nein	nein	neutral*)	eher nein*)
Traubensaft	neutral	sehr bek.	neutral	sehr bek.
Wassermelonen	neutral	neutral	neutral	neutral
Wasser mit Zitrone	sehr bek.	neutral	neutral	neutral
Weintrauben	neutral	sehr bek.	neutral	sehr bek.
Weißwein	neutral	neutral	neutral	neutral
Zitronen / -Saft	sehr bek.	neutral	neutral	sehr bek.

*) bekömmlicher mit Zusatz von Zitronensaft

Boysenfrucht (Züchtung aus Him- und Brombeere) überwiegend in Neuseeland.
Loganbeere vorkommend in Kalifornien. Aroniabeeren vorwiegend in Polen kultiviert und div. andere Sorten sind nicht aufgeführt wegen fehlender Erkenntnisse

Kräuter / Gewürze

	A	B	0	AB
Agar – Agar	neutral	neutral	neutral	neutral
Ahornsirup	neutral	neutral	neutral	neutral
Alfalfa	sehr bek.	neutral	nein	sehr bek.
Aloe	sehr bek.	nein	nein	nein
Anis	neutral	neutral	neutral	neutral
Apfelessig	nein	neutral	nein	neutral
Baldrian	sehr bek.	neutral	neutral	neutral
Balsamiko	nein	neutral	neutral	neutral
Basilikum	neutral	neutral	neutral	neutral
Bergamottöl	neutral	neutral	neutral	neutral
Bockshornklee	sehr bek.	nein	neutral	neutral
Bohnenkraut	neutral	neutral	sehr bek.	neutral
Carob	neutral	neutral	sehr bek.	neutral
Cayennepfeffer	nein	sehr bek.	sehr bek.	sehr bek.
Curry	neutral	sehr bek.	sehr bek.	neutral
Chilis	nein	neutral	neutral	nein

	A	B	O	AB
Dill	neutral	neutral	neutral	neutral
Dong quai	neutral	neutral	neutral	neutral
Erdbeerblatt	neutral	neutral	nein	sehr bek.
Estragon	neutral	neutral	neutral	neutral
Eisenkraut	neutral	neutral	neutral	neutral
Enzian	neutral	nein	nein	nein
Gelatine	nein	nein	neutral	nein
Gelbwurz	neutral	nein	neutral	neutral
Gerstenmalz	sehr bek.	neutral	neutral	neutral
Gewürznelken	neutral	neutral	neutral	neutral
Ginseng	sehr bek.	sehr bek.	neutral	sehr bek.
Große Klette	sehr bek.	neutral	neutral	sehr bek.
Grüne Minze	neutral	neutral	neutral	neutral
Hagebutte	sehr bek.	sehr bek.	sehr bek.	sehr bek.
Helmkraut	neutral	nein	neutral	nein
Himbeerblatt	neutral	sehr bek.	neutral	neutral
Hirtentäschel	neutral	neutral	neutral	neutral
Holunder	neutral	neutral	neutral	neutral
Honig	neutral	neutral	neutral	neutral
Hopfen	neutral	nein	sehr bek.	nein
Huflattich	neutral	nein	neutral	nein
Ingwer	sehr bek.	sehr bek.	sehr bek.	sehr bek.
Johanniskraut	sehr bek.	neutral	nein	neutral
Kamille	sehr bek.	neutral	neutral	sehr bek.
Kapern	nein	neutral	nein	nein
Kardamom	neutral	neutral	neutral	neutral
Katzenminze	nein	neutral	neutral	neutral
Kerbel	neutral	neutral	neutral	neutral
Knoblauch	sehr bek.	neutral	neutral	sehr bek.
Königskerze	neutral	neutral	sehr bek.	neutral
Koriander	neutral	nein	neutral	nein
Krauser Ampfer	neutral	neutral	neutral	neutral
Kreuzkümmel	nein	neutral	nein	neutral
Kümmel	neutral	neutral	neutral	neutral
Kurkuma	neutral	neutral	sehr bek.	neutral
Lindenblüte	neutral	nein	sehr bek.	neutral
Löwenzahn	neutral	neutral	neutral	nein
Lorbeerblätter	neutral	neutral	neutral	neutral
Majoran	neutral	neutral	neutral	neutral
Maissirup	neutral	nein	nein	nein
Maisstärke	neutral	nein	nein	nein
Maisgriffel	nein	nein	neutral	nein
Mandelöl	neutral	neutral	neutral	neutral
Mariendistel	sehr bek.	neutral	sehr bek.	neutral
Maulbeere	neutral	sehr bek.	neutral	neutral
Mayonnaise	nein	neutral	eher nein	neutral

	A	B	O	AB
Meerrettich	neutral	sehr bek.	neutral	sehr bek.
Melasse	sehr bek.	neutral	neutral	neutral
Minze	neutral	neutral	neutral	sehr bek.
Miso	sehr bek.	neutral	neutral	sehr bek.
Muskat	neutral	neutral	nein	neutral
Naturreissirup	neutral	neutral	neutral	nein
Nelkenpfeffer	neutral	neutral	neutral	neutral
Oregano	neutral	neutral	neutral	neutral
Paprikapulver	neutral	neutral	neutral	neutral
Petersilie	neutral	sehr bek.	sehr bek.	sehr bek.
Pfeffer (gemahlen)	nein	nein	nein	nein
Pfefferkörner	nein	neutral	neutral	nein
Pfefferminze	neutral	neutral	neutral	neutral
Pfeilwurzmehl	neutral	neutral	neutral	neutral
Piment	neutral	neutral	neutral	neutral
Rhabarber	nein	neutral	nein	nein
Rosmarin	neutral	neutral	neutral	neutral
Rotalge (Dulse)	neutral	neutral	sehr bek.	neutral
Rotklee	nein	neutral	nein	nein
Rotulmenrinde	sehr bek.	neutral	sehr bek.	neutral
Rotweinessig	neutral	neutral	nein	neutral
Safran	neutral	sehr bek.	neutral	neutral
Salbei	neutral	neutral	neutral	neutral
Sarsaparille	neutral	neutral	sehr bek.	neutral
Schafgarbe	neutral	neutral	neutral	neutral
Schnittlauch	neutral	neutral	neutral	neutral
Senf	neutral	neutral	neutral	neutral
Senfpulver	neutral	neutral	neutral	neutral
Sennesblätter	neutral	nein	nein	nein
Sonnenhut (Echinacea)	sehr bek.	neutral	nein	sehr bek.
Sojasauce	sehr bek.	neutral	neutral	sehr bek.
Süßholzwurzel	neutral	sehr bek.	neutral	sehr bek.
Tamari	sehr bek.	neutral	sehr bek.	sehr bek.
Tamarinde	neutral	neutral	neutral	neutral
Tapioka	neutral	nein	neutral	nein
Thymian	neutral	neutral	neutral	neutral
Tomatenketchup	nein	nein	eher nein	eher nein
Vanille	neutral	neutral	nein	nein
Vogelmiere	neutral	neutral	sehr bek.	neutral
Weinstein	neutral	neutral	neutral	neutral
Weißbirke	neutral	neutral	neutral	neutral
Weißdorn	sehr bek.	neutral	neutral	sehr bek.
Weißeichenrinde	neutral	neutral	neutral	neutral
Weißer Andorn	neutral	neutral	neutral	neutral
Weißweinessig	nein	neutral	nein	nein

	A	B	0	AB
Worcester Sauce	nein	neutral	neutral	nein
Zimt	neutral	nein	nein	neutral
Zucker	neutral	neutral	neutral	neutral
Zuckerrohrsaft	neutral	neutral	neutral	neutral

Bohnen und Hülsenfrüchte

	A	B	0	AB
Adzukibohnen	sehr bek.	nein	sehr bek.	nein
Augenbohnen	sehr bek.	nein	sehr bek.	nein
Berglinsen	sehr bek.	nein	nein	neutral
Cannellinobohnen	neutral	neutral	neutral	neutral
Dicke Bohnen	neutral	neutral	neutral	nein
Grüne Bohnen	sehr bek.	neutral	neutral	neutral
Grüne Erbsen	neutral	neutral	neutral	neutral
Grüne Linsen	sehr bek.	nein	nein	sehr bek.
Kichererbsen	nein	sehr bek.	neutral	nein
Kidneybohnen	nein	sehr bek.	nein	nein
Limabohnen	nein	sehr bek.	neutral	nein
Perlbohnen	nein	nein	nein	sehr bek.
Pintobohnen	sehr bek.	nein	sehr bek.	sehr bek.
Rote Bohnen	nein	neutral	neutral	sehr bek.
Rote Linsen	sehr bek.	nein	nein	nein
Schwarze Bohnen	sehr bek.	nein	neutral	nein
Sojabohnen	sehr bek.	neutral	neutral	sehr bek.
Weiße Bohnen	neutral	neutral	neutral	neutral
Zuckerschoten	neutral	neutral	neutral	neutral

Die Tabellen sind inhaltsmäßig z. T. aus der 7. Auflage 4 Blutgruppen vier Strategien für ein neues Leben von Dr. Peter J. D´Adamo, erschienen im Piper Verlag, aber aus Sicht des Autors abgeändert, entnommen.